Aktive Musiktherapie: Stimmungen, Therapieerleben und immunologisch relevante Speichelparameter

Europäische Hochschulschriften

Publications Universitaires Européennes
European University Studies

Reihe VI

Psychologie

Série VI   Series VI
Psychologie
Psychology

Bd./Vol. 444

PETER LANG

Frankfurt am Main · Berlin · Bern · New York · Paris · Wien

Anne Müller

Aktive Musiktherapie: Stimmungen, Therapieerleben und immunologisch relevante Speichelparameter

PETER LANG
Europäischer Verlag der Wissenschaften

Die Deutsche Bibliothek - CIP-Einheitsaufnahme

Müller, Anne:

Aktive Musiktherapie : Stimmungen, Therapieerleben und
immunologisch relevante Speichelparameter / Anne Müller. -
Frankfurt am Main ; Berlin ; Bern ; New York ; Paris ; Wien :
Lang, 1994
   (Europäische Hochschulschriften : Reihe 6, Psychologie ;
Bd. 444)
   Zugl.: Berlin, Freie Univ., Diss., 1993
   ISBN 3-631-46892-X

NE: Europäische Hochschulschriften / 06

D 188
ISSN 0531-7347
ISBN 3-631-46892-X

© Peter Lang GmbH
Europäischer Verlag der Wissenschaften
Frankfurt am Main 1994
Alle Rechte vorbehalten.

Printed in Germany 1 2 3 5 6 7

Danksagung

An dieser Stelle möchte ich den Patienten, die im Frühsommer 1990 an der nicht ganz angenehmen Studie (Speichelsammlung) teilnahmen, für ihre Kooperation danken.

Mein herzlicher Dank gilt den Personen, die mich direkt oder indirekt während der vergangenen drei Jahre unterstützten. Bedanken möchte ich mich besonders bei Herrn Prof.Dr.med B.F.Klapp (Universitätsklinikum Rudolf Virchow, Berlin) für die Bereitstellung der Mittel, für wertvolle Anregungen und sprachliche "Übersetzungsarbeit" sowie die Übernahme der Begutachtung.
Mein Dank gilt Herrn Prof.Dr.R. Bösel (Freie Universität Berlin) für seine Bereitschaft, diese Arbeit - die die Arbeit einer Institutsexternen darstellt - zu begutachten und zu betreuen.
Herrn Hörhold möchte ich für seine Unterstützung bei der Untersuchungsauswertung und seine freundliche Hilfsbereitschaft danken.
Zu guter Letzt möchte ich mich beim meinem Lebenspartner Dieter Herrmann bedanken, der mich geduldig stützte und begleitete.

INHALTSVERZEICHNIS

LISTE DER TABELLEN

- X -

LISTE DER ABBILDUNGEN

Tabellen im Anhang

1. EINLEITUNG

1.1 ALLGEMEINE FRAGESTELLUNG

Die Musiktherapie MT hat in den vergangenen Jahren im popu-
lärwissenschaftlichen und im klinisch-therapeutischen Bereich viel Beachtung gefunden, so daß der Eindruck von einer
allgemein anerkannten Therapieform entstehen mag. Tatsächlich befindet sich die Musiktherapie erst auf dem Wege zu
einer empirisch-gestützten theoretischen Fundierung. Häufig
ranken sich um sie spekulative und magische Vorstellungen.

Die vorliegende Arbeit hat zum Ziel, empirische Daten zur
Wirkung der aktiven Musiktherapie vorzustellen. Da es bislang kaum Untersuchungen zur aktiven Musiktherapie gibt, die
neben dem Erleben der Teilnehmer auch Veränderungen in der
physiologischen Ebene erfassen, werden in der vorliegenden
Untersuchung psychologische und physiologische - d.h. hier:
endokrinologisch-immunologische - Veränderungen berücksichtigt. Von der klinischen Erfahrung ausgehend, daß stationär
psychosomatisch-behandelte Patienten und Patientinnen in der
Gruppenmusiktherapie häufig stark emotional-affektiv reagieren und die Musiktherapie von den einzelnen Patienten sehr
verschieden erlebt und bewertet wird, stellt sich die Frage
nach differenzierbaren Bewältigungsmechanismen, die psychoneuroimmunologisch relevant erscheinen. Anhand einer Ver-
laufsuntersuchung mit Hilfe psychologischer und physiologischer Instrumente wird geprüft, ob sich Veränderungen in der
psychischen und physiologischen Ebene von vor zu nach den
Musiktherapiesitzungen und im Verlauf mehrerer Sitzungen
finden und wenn ja, wie diese einzuschätzen sind: eustressorisch, im Sinne bewältigbarer Anforderungen bei körperlicher
Stabilisierung, oder distressorisch, im Sinne anhaltend
nicht bewältigbarer Anforderungen bei körperlicher Destabilisierung.

In Annäherung an diese komplexe interdisziplinäre Fragestellung wird im folgenden die aktive Musiktherapie im Hinblick

auf theoretische, therapeutische und empirische Implikationen dargestellt. Die Ausführungen sollen dazu dienen, eine
Vorstellung von den Zielen bzw. Anforderungen der aktiven
Musiktherapie in der psychosomatischen Behandlung zu gewinnen, von denen ausgehend die Ergebnisse der Studie zu interpretieren sind.
Des weiteren werden psychoneuroimmunologische Forschungsan-
sätze vorgestellt und die für unsere Studie relevanten bisherigen Forschungsergebnisse referiert.

1.2   STANDORTBESTIMMUNG

Der großen Anzahl an psycho-somatischen Beeinträchtigungen
leidender Individuen stehen derzeit in der therapeutischen
Versorung zwei etablierte Therapiansätze mit diversen Ab-
kömmlingen gegenüber: die Psychoanalyse und die Verhaltenstherapie.
Die Klinik zeigt, daß mit diesen Ansätzen nur ein Teil dieser Patienten ökonomisch und angemessen versorgt werden können.
Sowohl die Psychoanalyse als auch die Verhaltenstherapie
setzen stark an der verbal-kognitiven Ebene an, was therapeutisch greifen kann, wenn die Individuen über eine gewisse
Leidensfähigkeit im Sinne von Spannungstoleranz und Introspektionsfähigkeit im Sinne einer Bereitschaft, sich mit
körperlichen und emotional-psychischen Prozessen zu befassen, verfügen.
Zusätzlich werden stationär oder ambulant diverse übende
Verfahren wie z.B. das Autogene Training oder die Progressive Muskelrelaxation nach Jakobsen angeboten, die auf die
schnelle Herstellung der Funktionsfähigkeit zielen und die -
so instrumentalisiert - von eher wenigen Patienten in einer
Weise kultiviert werden, daß sie tatsächlich in Krisensitua-
tionen "funktionierend" eingesetzt werden können.

Die kreativtherapeutischen Verfahren zielen auf ein besseres
Umgehen mit Spannungszuständen, indem die Patienten auf der

aktiven Handlungsebene mit ihren Emotionen in Kontakt treten
können. Spannungsreiche wie auch spannungslösende Erfahrungen lassen die Chance weiterer Entwicklung von Streß- bzw.
Lebensbewältigungstechniken und -strategien aufscheinen.
Kreativtherapeutische Verfahren finden sich in großer Zahl,
sind dabei aber kaum überschaubar und sehr verschieden, gemeinsam sind sie aber von ergotherapeutischen oder beschäf-
tigungstherapeutischen Ansätzen abzugrenzen, deren Zielsetzungen in der Aktion und gegebenenfalls in Fertigungen be-
grenzt liegt.

Aktuell besteht die Notwendigkeit, die kreativtherapeutischen Verfahren einer empirischen Überprüfung zu unterzie-
hen, wobei die Vorgehensweise entsprechend der theoretischen
Konzeption geprägt sein wird.

Für die Musiktherapie wären Zugänge über die Musikpsychologie, über psychologische bzw. psychotherapeutische Konzepte
wie der Lerntheorie/ Verhaltenstherapie oder der Psychoanalyse mit ihren verschiedenen Schulen oder über verschiedene
psychophysiologische Ansätze denkbar, wobei es auch hier
gilt, die jeweils psychophysiologische Theorie mitzureflek-
tieren.

Im Bereich der Psychosomatik ist die Musiktherapie überwiegend psychotherapeutisch-psychoanalytisch ausgerichtet, was
durchaus damit vereinbar ist, die Auseinandersetzungen des
Individuums mit seiner "musiktherapeutischen" Umwelt als
"Lernen" oder als "Herausforderung - Streß" zu verstehen.
Mit dieser Terminologie ist bereits "lerntheoretischer " und
auch "streßtheoretischer" Boden betreten. Diese beiden Kon-
zeptionen erscheinen um so mehr lohnend, als daß "psychosomatische" Patienten häufig kein rechtes Gespür für Anforderungen bzw. Überforderungen haben und ein wesentlicher Teil
der Therapie darin besteht, in geeigneten Verfahren dieses
erlebbar, erfahrbar, differenzierbar zu machen und übend-
handelnd zu verändern. Die Entwicklung von Symptomen im hic
et nunc beim kreativ-therapeutischen Handeln ist nicht etwas, das vermieden werden muß, vielmehr liegen hierin Chancen, Handlungsintentionen und Handlungshemmungen situativ

intersubjektiv erlebbar, erfahrbar und reflektierbar zu machen und Veränderungen zu erproben.

Die vorliegende Arbeit unternimmt den Versuch, über einen interdisziplinären Ansatz sich dieser Problematik empirisch anzunähern. Erforderlich ist dabei die Integration einer bio-medizinischen, einer psychophysiologischen, einer psychologischen und einer musiktherapeutischen Ebene unter Berücksichtigung klinisch-institutioneller Zusammenhänge. Alle diese Bereiche werfen für sich ihre eigenen Problemstellungen auf, woraus die Schwierigkeiten der folgenden Arbeit bezüglich der empirischen Operationalisierung resultieren.

2. AKTIVE MUSIKTHERAPIE

2.1 ÜBERBLICK ZUR MUSIKTHERAPIE

Mit der Bezeichnung Musiktherapie wird ein Kanon verschiedener therapeutischer Ansätze beschrieben, die gemeinsam haben, daß sie sich des Mediums Musik bedienen. Strobel (1990) spricht von einem Dickicht der als Musiktherapie bezeichneten Bemühungen und gibt als immer noch aktuelle Übersicht der verschiedenen Formen die Arbeit von Strobel & Huppmann (1978) an.
Die Ansätze innerhalb der Musiktherapie arbeiten jeweils auf ihre Art mit verschiedenen Formen des musikalischen Handelns und Erlebens. Das Spektrum reicht von elementarer, einfach strukturierter bis zu komplexer, vielschichtiger Musik (Schalkwijk 1992).
Eine Unterscheidung bezüglich der verwendeten musikalischen Elemente und der Zielsetzungen ist nach den beiden folgenden Kriterien möglich:
1. Rezeptive versus aktive MT.
2. Heilpädagogisch orientierte versus psychotherapeutisch-psychoanalytisch orientierte MT.

Anhand dieser zwei Achsen, die die Koordinaten in einem
zweidimensionalen System bilden, lassen sich die vielfältigen Ansätze in der Musiktherapie zuordnen. Die Endpunkte
dieser Achsen seien kurz beschrieben:
In der **rezeptiven MT** rezipiert der Patient Musik oder musikalische Elemente, ohne selbst instrumental oder vokal tätig
zu werden. Die Musik wird dabei "life" vorgespielt oder von
einem Tonträger dargeboten.

Eine Methode aus dem Bereich der rezeptiven Musiktherapie,
das GIM (Guided Imagery and Music) (Bonny 1978, Goldberg
1991) sei hier erwähnt (und später eingehender beschrieben),
da sich auf diesen momentan in Amerika populären Ansatz mehrere, später referierte Untersuchungen beziehen.

In der **aktiven MT** stehen dem Patienten Instrumente und die
eigene Stimme als aktive Ausdrucksmöglichkeiten zur Verfügung.

Die **heilpädagogisch orientierte MT** zielt auf die Erhaltung
und Förderung von Fähigkeiten und Fertigkeiten und auf die
Kompensation von Behinderungen im körperlich-motorischen, -
sensiblen und verbal-kommunikativen Bereich mit Hilfe üben-
der Verfahren.

Die **psychotherapeutisch-psychoanalytisch orientierte MT** als
kreativ-therapeutischer Behandlungsansatz strebt eine struk-
turelle weitere Entfaltung der Persönlichkeit mit dem Ziel
an, entwicklungs- bzw. erlebnisbedingte psychische und oder
psychosomatische Störungen positiv durch die Bereitstellung
eines präverbal-interaktionellen Raumes zu beeinflussen.

Alle beschriebenen Ansätze sind sowohl im einzeltherapeuti-
schen als auch im gruppentherapeutischen Setting durchführ-
bar.

Diesen Kriterien folgend läßt sich der Musiktherapieansatz
der Studie als ein aktiver, psychoanalytisch-orientierter
beschreiben.

2.2 AKTIVE MUSIKTHERAPIE IN DER PSYCHOSOMATIK

Das Kernstück der aktiv-psychoanalytisch-orientierten Musiktherapie ist das improvisatorische Handeln, das "aus dem
Stegreif" Bedienen von Musikinstrumenten oder das "aus dem
Stegreif" Benutzen der Stimme. Bevor speziell auf dieses musiktherapeutische Element eingegangen werden kann, müssen
allgemeine Aspekte des non- bzw. präverbalen Handelns eingehender dargestellt werden.

2.2.1 ZUR BEDEUTUNG DES "PRÄ" BZW. "NON"-VERBALEN KREATIV-
THERAPEUTISCHEN HANDELNS IN DER PSYCHOSOMATIK

In der jüngeren Zeit gewinnen sogenannte non-, prä- oder
para-verbale Ansätze wie z.B. Kunsttherapie, Musiktherapie,
Bewegungstherapie und Tanztherapie in der Behandlung psychosomatischer Patienten zunehmende Bedeutung. Alle genannten
Verfahren sind stark körperzentriert und handlungs-
erlebnisorientiert. Uns erscheint insgesamt der Begriff
"kreativ-therapeutische" Verfahren wegen seiner übergreifen-
den Konzeption geeignet.

Diese vielfältigen Ansätze beziehen sich bisher im wesentlichen auf das tiefenpsychologisch-psychoanalytische Grundkon-
zept, unterscheiden sich aber von klassischen psychoanaly-
tisch- therapeutischen Behandlungsmethoden durch das
kreativ- handelnde, prä- bzw. nonverbale Moment und dem damit verbundenen Erleben in der körperlich-emotional-
ausdrucksbezogenen Dimension.
Bislang werden die Bezeichungen "non","prä" bzw."para" unsy-
stematisch und wenig differenziert, überwiegend synonym gebraucht. In dieser Arbeit wird im folgenden immer dann von
präverbal gesprochen, wenn es sich um die **rezeptiv präsen-
tierte und/oder aktiv gestaltete musikalisch-instrumental-
stimmliche-Klang-Vibrations-Ebene** handelt in Abgrenzung zu
nonverbal, worunter z.B. **Bewegung, bildnerische Gestaltungen, Körpersprache, Gestik, Mimik etc.** gefaßt werden. Der
Begriff "para-verbal" wird nicht weiter verwendet.

Während die klassische psychoanalytische Arbeit mit Erwachsenen sich im wesentlichen um verbale Aufarbeitung und Deutung von bereits Geschehenem bemüht (Schafer 1981), wird in
der psychotherapeutisch-analytischen Arbeit mit Kindern
schon immer wie selbstverständlich auf das Spiel als handelndes Prozessieren bzw. präverbales bzw. nonverbales Moment zurückgegriffen (A. Freud 1984). Die Dimensionen des
kreativen Spiels beschreibt Winnicott (1974) mit den Begriffen Übergangsphänomene und Übergangsobjekte und betont die
Wichtigkeit der Bereitstellung prä- bzw. nonverbaler Hand-
lungsräume im Sinne von "Übergangsräumen", die jetzt auch in
der psychotherapeutischen Arbeit mit Erwachsenen zunehmend
Beachtung finden.

Argelander (1970) begründet diese Entwicklung damit, daß die
Psychoanalyse mit Sprachmitteln das Nichtsprachliche zu er-
kunden versuche, ihr Erkenntnisziel aber das Unbewußte sei.
Die Psychoanalyse benötige daher für das Erkennen der seeli-
schen Vorgänge ein breiteres Wahrnehmungsspektrum.
Cremerius (1990) stellt einen Rückgang von Indikationen zur
"klassischen" Psychoanalyse fest und beschreibt, daß anstelle von Patienten mit "klassichen" Neurosen vermehrt Patienten mit Charakterneurosen, Borderline-Störungen, narzißtischen Neurosen, Psychosen und psychotischen Reaktionen sowie
Alkohol-oder Drogenabhängigkeit aus sozial zerrütteten Ver-
hältnissen Hilfe suchen.
Wir selbst beobachten sehr oft, daß dann, wenn therapieuner-
fahrene und therapieskeptische Patienten sich zu einer stationären psychosomatischen Behandlung entschließen, häufig
im Behandlungsverlauf erstmals Vorstellungen über psychosomatische Wechselwirkungen entwickelt und Weiterbehand-
lungsperspektiven eröffnet werden.
Leider finden gerade diese bedürftigen, "schwierigen" Patienten im Anschluß an die stationäre Behandlung häufig keinen ambulanten Therapieplatz.

In psychoanalytisch orientierten, kreativtherapeutischen Ansätzen kann a.) psychisches Material zuerst handelnd dargestellt, dann besprochen und somit bewußter werden. Damit
kann b.) auch einer Klientel entgegenkommen werden, die
über eine verminderte Introspektionsfähigkeit bzw. verbal
kaum Zugang zu emotional-affektivem Erleben verfügt und für
die daher eine "klassische" analytische Behandlung wenig in-
diziert scheint.

Im Bezug auf psychosomatische Krankheitsentwicklung können
beispielsweise anstelle einer ärgerlichen Reaktion in einer
Konfliktsituation Symptome wie Kopfschmerzen, Schwindel,
Herzbeschwerden, Magenbeschwerden etc. auftreten, was für
das Individuum zunächst eine entlastende, der Konfliktver-
meidung dienende Bewältigunsstrategie (primärer Krankheitsgewinn) mit möglicherweise sekundärem Krankheitsgewinn (z.B.
Zuwendung von anderen, Krankschreibung etc.) darstellt. Die
vom Indiviuum erlebten somatischen Beschwerden sind be-
schreibbar und auch interagierbar (s.auch Küchenhoff 1992,
Frommer & Tress 1992, Rüger 1992, Sachse & Rudolf 1992),
führen aber bei weiterer Abspaltung der situativ bedingten,
affektiv-emotionalen Seite zu keiner angemessenen Auseinandersetzung mit dem, was ärgerlich macht.

Diese beispielhaft angeführte "konversionsneurotische" Sym-
ptomentwicklung soll nicht darüber hinwegtäuschen, daß die
Entstehung einer psychosomatischen Symtomatik ein komplexes,
indiviudell lebensgeschichtlich geprägtes Geschehen ist.
Dieses ist zudem häufig Folge schon ontogenetisch sehr früh
einsetzender Störungen oder Fehlentwicklungen zu Zeiten, in
denen dem Individuum Sprache noch nicht zur Verfügung steht.
Nach Wesiack (1989) ist der Begriff Psychosomatik mehrdeutig
und bezeichnet das Bestreben, die psycho-somatische Totali-
tät des Menschen zu begreifen. Dieser Versuch ist mit dem
methodisch-wissenschaftlichen Problem verbunden, seelische
(Mit-) Verursachung und Beeinflußbarkeit körperlicher Er-
scheinungen empirisch zu fassen. Wenn überhaupt, so Wesiack,
könne sich dieser komplexen Fragestellung nur interdiszipli-
när mit einem integrativen Modell genähert werden und er
führt hierfür das Konzept des Situationskreises von v. Uexküll (Uexküll & Wesiak 1988) als eine möglicherweise grund-
legende Konzeption an. Die Fülle und Verschiedenheit von
psychosomatischen Krankheitsgeschehen kann nach Uexküll
(1963) durch eine Unterscheidung von Ausdruckskrankheiten
(siehe auch Konversion) und Bereitstellungskrankheiten sy-
stematisiert werden.

In der psychosomatischen Behandlung sollen körperlich-
seelische/ seelisch-körperliche Verknüpfungen bzw. Verbin-

dungsstörungen thematisiert werden. Kreativ-therapeutische
Ansätze sollen über ihre affektiv-emotional stimulierenden
Potenzen hierbei Hilfestellungen geben. Dabei ist von besonderer Bedeutung, daß häufig die Patienten während des kreativen "Handelns" Symptomatik entwickeln, d.h. sie verspüren
Kopfschmerzen, Bauchschmerzen, Rückenschmerzen, Glieder-
schmerzen und oder Herzrasen etc., was zu einer "Symptom-
Kontext-Analyse" (Luborsky & Auerbach 1969) einlädt, wo-
durch Introspektion im Sinne einer erweiterten Selbstbeob-
achtung angeregt wird, Qualitäten emotionalen Erlebens und
Hintergründe der zu verschiedenen Beschwerden führenden Situation zugänglich werden können.

Durch das handelnde Moment, in Verbindung mit dem Angebot zu
experimentieren, also das eigene Handeln zu modifizieren,
ist in Therapie auch ein Brückenschlag zu lerntheroretischen
bzw. verhaltenstherapeutischen Ansätzen durch die "verhal-
tensmodifikatorischen" Elemente angelegt. Die aus der Verhaltenstherapie bekannten differenzierten Situationsanalysen
finden sich z.B. auch in Symptom-Kontext-Analysen wieder.
Jaeggi (1974) beschreibt persönlichkeitstheoretische Implikationen verhaltenstherapeutischer Praxis und formuliert
Prinzipien wie die Momente der Planung, Übung, gerichteten
multiplen Aktivität, aktuellen Determination und Spezifität,
die in den kreativtherapeutischen Ansätzen ebenfalls enthal-
ten sind.
Nach Schmölz (1974) wird in der freien Improvisation über
ein "Üben ohne Übung" (S.174) Kreativität angeregt, er sieht
die therapeutischen Chancen in der "Provokation zum spontanen Reagieren, Anpassen, Durchsetzen, zur eigenen Entschei-
dung und Produktivität und vor allem das gelassene Akzeptieren unfertiger bzw. mißlungener Leistungen" (S.174). Dies
ist in der Terminologie der Streßtheorie als eine Herausforderung "Streß" zu bezeichnen, die a) Eustreß bei Gelingen
und b) Distreß bei Mißlingen der Bewältigung darstellen
kann. Dieses wird sich für verschiedene Individuen, wie auch
für ein Individuum, je nach aktueller Verfassung jeweils unterschiedlich gestalten.

Das Angebot an die Patienten, einen offenen Therapie-Rahmen
aktiv-kreativ zu füllen, ist nur möglich, wenn diesem dia-
lektisch ein fester Bezugsrahmen gegenübersteht, der Ablauf
und Interaktionsformen zwischen Therapeut und Patient ritua-
lisiert und gleichzeitig transparent macht.

Fürstenau (1992) formuliert Thesen zur Bedeutung von Rahmen-
bedingungen und rahmenbezogenen Konflikten in der Gruppenar-
beit unter Berücksichtigung einer veränderten Klientel, die
er als strukturell Ich-gestört bezeichnet. In seiner Erweiterung der psychoanalytischen Behandlungstheorie beschreibt
er Strukturen, die in kreativ-therapeutischen, psychoanalytisch-orientierten Ansätzen zu finden sind, einige Aspekte
daraus seien daher zitiert (Fürstenau 1992, S.148 f):

"Es sind dies:...

3. die Anregung und Einübung neuer Erfahrungen auf dem Hintergrund eines neuen Musters von Beziehung ....,.

4. das Aufmerksamwerden auf die Bedeutuung von Autoritäts-
ausübung, Deklaration, z.B. im Sinne der Aufforderung zu
Handlungen, als einem eigenen Interventionsmodus neben sinn-
kommunizierenden Interventionsweisen,

5. die zunehmende Bedeutung von Überlegungen zur Kontrolle,
d.h. Dosierung von Widerstand und Regression, überhaupt Sen-
sibilisierung für Belastungs- und Verarbeitungsgrenzen von
Patienten." (Fürstenau 1992 S. 148).

Grawe (1992) kritisiert eine unzureichende Anzahl von Wirk-
samkeitsuntersuchungen und/ oder die Uneindeutigkeit der Ergebnisse z.B. im Bereich der Musiktherapie und siedelt daher
diesen Ansatz gemeinsam mit anderen kreativtherapeutischen
Ansätzen wie Tanz- und Kunsttherapie in der Nähe von "wis-
senschaftlich unseriös" an, was vorschnell erscheint. Bemerkenswert ist, daß seine Arbeitgruppe ähnliche Schlußfolge-
rungen - wie für kreativtherapeutische Ansätze beschrieben -
aus den Ergebnissen der Berner Therapievergleichsstudie
(Grawe et al. 1990, S.375) ziehen, in der vier verschiedene
verbaltherapeutische Ansätze untersucht wurden:

" Wir interpretieren die Ergebnisse dieser Untersuchung in
erster Linie als einen Hinweis darauf, daß Flexibilität im
Beziehungsverhalten und im technischen Vorgehen zu den wich-

tigsten Qualitäten eines erfolgreichen Psychotherapeuten ge-
hören. Durch die Schulorientierung im Bereich der Psychotherapie wird die Entwicklung dieser Qualitäten nicht geför-
dert, sondern eher behindert."

In diesem Zusammenhang sei auf die "polypragmatische", häufig eklektizistische Vermischung verschiedenster verbaler
und vor allem auch kreativtherapeutischer, "handelnder" The-
rapieelemente in den Therapiepraktiken des alternativen
"Psychomarktes" hingewiesen, denen bisher wenig Aufmerksam-
keit geschenkt wurde. Möglicherweise liegt deren Attraktivi-
tät in der "bunten Mischung" und in der intuitiven Berücksichtigung der von Wirsching (1991) zusammenfassend für alle
Schulen und Studien als wirksam beschriebenen psychotherapeutischen Wirkfaktoren:
- Vermittlung eines erweiterten Konfliktverständnisses,
- Qualität der therapeutischen Beziehung und
- Akzeptieren der Selbstheilungsversuche der Patienten (siehe auch Fürstenau 1992).

Im folgenden soll eingehender herausgearbeitet werden, welche Relevanz dies für die aktive Musiktherapie hat.

2.3   DIE MUSIKTHERAPEUTISCHE IMPROVISATION

Die aktive, psychoanalytisch orientierte Musiktherapie als
ein kreativ-therapeutischer Ansatz stellt ein individuell
modifizierbares, erlebnisaktivierendes Therapieangebot be-
reit. Der von Mary Priestley und Mitarbeitern in London ent-
wickelte Musiktherapieansatz mit seinem Kernstück der freien
Improvisation, dem spontanen "Agieren " auf leicht spielba-
rem Instrumentarium (Priestley 1975, 1980, 1982, 1983), ist
grundlegend für die musiktherapeutische Arbeit an unserer
Abteilung.

2.3.1 MUSIKTHEORETISCH-PSYCHOANALYTISCHE ASPEKTE

Psychoanalytische Kategorien sind auf verschiedene Aspekte
von Musik angewendet worden (Noy 1966, 1967, 1968). Insgesamt ist überraschend - und vielleicht aus Freuds eigener
Zurückhaltung herzuleiten - wie wenige Psychoanalytiker sich
mit diesem Thema beschäftigten, obwohl es insgesamt Konsens

zu sein scheint, Musik als Sprache der Gefühle (Redfearn
1983) zu bezeichnen (vergl. Nitzschke 1984). Freud selbst
hielt sich für unmusikalisch und sträubte sich offenbar dagegen,: "daß ich ergriffen sein und dabei nicht wissen sol-
le, warum ich es bin und was mich ergreift" (Freud 1914, S.
197).

Nitzschke (1984) stellt fest, daß die Arbeiten der Jungiane-
rin Streich (1979a, 1979b, 1980, 1990), die als Psychoanaly-
tikerin und Musiktherapeutin sich mit dem Verhältnis von Musik und Psychoanalyse beschäftigte, eine Ausnahme bilden,
ebenso die Arbeiten von Kohut (1977 a,b,c), der mit seinem
Interesse am Narzißmus-Problem sich dem Thema Psychoanalyse
und Musik stellte. Grunberger (1976) erklärt Kohuts Interesse mit Parallelen der narzißtischen Sehnsucht regressiv zu
verschmelzen d.h. eine Einheit von Ich und Du zu erleben und
den regressiv-symbiotischen Potenzen der Musik.
Diesen Arbeiten gemeinsam ist die Feststellung, daß Musik
präverbal emotionale Erlebens- und Ausdrucksmöglichkeiten
und Kommunikation eröffne, derer bedient sich die Musiktherapie.

In der freien Improvisation beim aktiven musikalischen Handeln kommt bewußtes und unbewußtes seelisches Material zur
Darstellung. Der Agierende oszilliert zwischen Erleben und
Bewußtsein, zwischen Innen und Außen, zwischen Primär- und
Sekundärpozeß - neue Wege zu Gefühlen und neue Vorstellungen
sollen erschlossen werden (Langenberg 1988).
Nitzschke (1984) spricht davon, daß bei der Musik die Nähe
zum Primärprozeß deutlicher sei als in anderen Kunstformen,
gleichwohl Sekundärhaftes zur Darstellung komme. Andere Autoren beschreiben Phänomene wie Übertragung und Gegenübertragung (Priestley 1985) oder Widerstand (Tarr-Krüger 1990),
womit expliziert wird, daß das aktiv-musiktherapeutische
Handeln eine ebenso komplexe Struktur wie andere Kommunikationsformen besitze (vergl. Jochims 1991, Wünsch 1991).

Nach Scheytt & Janssen (1987) könne die jeweilige Dynamik
der musikalischen Beziehungsmuster beschrieben werden und

auf diese Weise die Übertragungsgestalt erhellt werden, die
der Patient in der Inszenierung seiner Konflikte im multi-
personalen Beziehungsfeld entwickele. Von besonderem Gewicht
ist dabei jedoch das hic et nunc, das Neue der Herausforderung, deren Bewältigung an Flexibilität gebunden ist.

2.3.2 FUNKTIONEN DER "PRÄ"-VERBALEN MUSIK-EBENE

Die Musik übernimmt die Funktion einer "prä"-verbalen
Erlebens-, Ausdrucks-, und Kommunikationsebene, auf der therapeutische Prozesse initiiert und weitergeführt werden.
Mit Hilfe von Spielregeln (Reißenberger & Vosskühler 1980,
Langenberg 1983), die musikbezogen, beziehungsbezogen oder
themenbezogen sind und vom Patienten oder vom Therapeuten
formuliert werden, können Improvisiationen entsprechend therapeutischer Zielstellungen gebunden werden (gebundene Improvisationen).
Musik ist also Medium, musikästhetische Gesichtspunkte treten in den Hintergrund (Schroeder 1988). Alles, was mit der
Stimme oder den zu Verfügung stehenden Instrumenten produziert werden kann, ist erlaubt. Es gibt kein "richtig oder
falsch" (Maler 1989c). Statt dessen geht es beispielsweise
um "stimmig oder nichtstimmig, angenehm oder unangenehm,
entspannt oder angespannt", Kriterien also, mit denen Norm-
orientierte Bewertungen durch Erlebens-und Gefühlsdimensio-
nen und weitere Assoziationen, Phantasien, Wünsche abgelöst
werden sollten. Damit ist bereits ein therapie-intendierter
Prozeß beschrieben.

Die für Gesundheit notwendige Entwicklung künstlerischer und
kreativer Potenzen betont Frohne (1982), da mit Hilfe dieser
Elemente einem Individuum erleichtert werde, faktische und
symbolische Wirklichkeit, also "Realität" und "Phantasiebereich" zu integrieren. Improvisieren ist ihrer Meinung nach
(Frohne-Hagemann 1990) "Lebendigkeit und Kreativität im
Vollzug; der Mensch ist nie ernsthafter als im Spiel..".

Hegi (1990) spricht von einem "Experiment Improvisation" und betont, daß im aktiven Handeln nicht nur "alte Gefühle" belebt würden, sondern auch neue Ideen, Phantasien, Wünsche etc. geweckt würden, die wiederum zukünftige Handlungen prägen. Nach Schröder (1988) können die Instrumente die Stelle "introjizierter" Bezugspersonen übernehmen. Priestley (1983) wies darauf hin, daß Musikinstrumente dem Patienten in einer Improvisation den Kontakt mit seinen auto- oder heteroaggressiven Impulsen oder tabuisierten Gefühlen erleichtere. Langenberg (1988) widmet sich der Darstellung spezieller Merkmale der freien Improvisation. Sie geht von einem Resymbolisierungsvorgang während des improvisatorischen Handelns aus und betont, daß in der musiktherapeutischen Kommunikation zwischen Patient und Therapeut über das Medium Klang "primitive Fähigkeiten präverbaler Verständigung" (Langenberg 1988 S. 119) aktiviert werden und daher ein Experimentieren mit Nähe und Distanz in besonderer, d.h. auf einer ontogenentisch frühen Stufe möglich wird. Sie vergleicht die Aufmerksamkeitsprozesse während des improvisatorischen Handelns mit denen bei Tagträumen.

2.3.3 ZUR BEDEUTUNG DES REZEPTIVEN MUSIKERLEBENS IN DER AKTIVEN-MT

Arbeiten zur Differenzierung verschiedener Aufmerksamkeits- und Wahrnehmungsprozesse beim Musikhören sind für die Aktive Musiktherapie von Bedeutung, da eine musiktherapeutische Interaktion in der Gruppe oder auch in der Zweierbeziehung ohne das hörend-rezeptive Element nicht denkbar ist. Einige Ergebnisse von Untersuchungen zur rezeptiven MT - beim Musikhören von überwiegend sog. "Klassischer Musik"- seien im Folgenden dargestellt.

Gembris (1985a) findet in seiner Untersuchung zu Kriterien entspannender Musik, daß der Grad der Aktivierung als situa-

tive Antezedenzbedingung des Hörens die Reaktion auf Musik
verändere und daß es eine Wechselwirkung zwischen Ausgangs-
aktivierung und dem musikalischen Faktor Tempo gebe, die für
Entspannungsprozesse durch Musikhören von wesentlicher Bedeutung seien. Die Reaktion auf die Musik unterscheide sich
bereits dann, wenn die Probanden fünf Minuten vor dem Hören
Unterschiedliches tun. Bezüglich der Richtungen der Reagibilitäten fand er, daß die Intensität und Empfindlichkeit, mit
der die Hörer auf die Musik reagieren, bei einem niedrigeren
Aktivierungsniveau größer sind als bei einem hohen Aktivierungsniveau. Demgegenüber scheinen stärker aktivierte Ver-
suchspersonen tendentiell sogar emotional heftiger zu reagieren als die schwach aktivierten.
Gembris unterschiedet zwei Prinzipien der Beeinflussung:
- das "Iso-Prinzip", wonach die Stimmung des Musikstückes
  der des Rezipienten ähnlich sein sollte und
- das Kompensationsprinzip, bei dem musikimplizite Stimmung
  nicht der des Hörers entsprechen sollte, wenn dieser sich
  z.B. mittels Musik "umstimmen" möchte.
Gembris spricht von einer "Umstimmung durch Musik mittels
einer kognitiven Neubesetzung emotionaler Regungen".

Ähnlich wie Gembris (1985a) unterscheidet Leuner (1974) mit
den Begriffen Synchronismus und Asynchronismus unterschiedliche Beeinflussungensmöglichkeiten: er postuliert einerseits einen Synchronismus zwischen Musik und Erlebenscharak-
ter beim katathymen Bilderleben und zugleich einen Asynchronismus, der affektive Resonanzen ermögliche. Leuner (1974)
führt eine Begründung für die Verwendung überwiegend klassischer Musik in der rezeptiven Musiktherapie an: klassische
Musik habe nach seinen Erfahrungen selbst oder gerade bei
musikalisch Ungebildeten sich geeignet für diese affektive
Resonanz erwiesen. Im Gegensatz dazu wecke leichte Muse (wie
Schlager und Volksmusik) allzuleicht Assoziationen zu realen
Ereignissen.
Im Bereich der therapeutischen Arbeit mit dem rezeptiven Musikerleben wird die Beeinflussung des Erlebens durch die Interventionen des Therapeuten kaum problematisiert. Deschenes
(1992) zeigt die Bedeutung der Anleitungsweise musikthera-

peutischer Übungen auf und demonstriert, daß verschiedene
Anleitungen trotz gleichen Musikstücks verschiedene Wirkun-
gen zeigen.

Die Forschung über rezeptive Musiktherapie stimmt darin
überein, daß die "Variable Musik" in einem komplexen Zusam-
menspiel mit situativen, konstitutionellen, persönlichkeits-
gezogenen, musiksozialisationsbezogenen und kommunikativ-
interaktionellen Faktoren das individuelle Musikerleben
formt.

Dieses gilt auch für die improvisierte Musik in der Therapie: Bratt (1958) stellt fest, daß Emotionen nicht in der
Musik aber in Personen leben, womit die Komplexität des Musikerlebens und deren therapeutische Implikationen auch für
die aktive Musiktherapie angedeutet sind.

Wünsch (1991) spricht beim musikalischen Improvisieren von
einer prozessualen Verbindung zwischen Hören, Spielen, Erinnern und Vorausdenken.

Die von Strobel (1990, S.330ff) zusammengefaßten spezifischen Charakteristika der aktiven, psychoanalytisch orientierten Musiktherapie, welche in anderen Therapieformen
nicht oder nicht in dieser Weise vorkommen, zeigen die Komplexität des musiktherapeutischen Prozesses:
"nonverbale Kommunikation, Agieren in freier Improvisation,
agierende Wiederholung, Entdecken präverbaler Problemlö-
sungsmöglichkeiten ,'Probehandeln` , symbolischer Ausdruck,
Symbiosegehalt der musikalischen Aktion, Erfahrung der Mu-
siktherapeuten/in als reales d.h. handelndes Gegenüber ...".

2.3.4 AKTIVE MUSIKTHERAPIE ALS ERLEBNISAKTIVIERENDE HERAUS-
FORDERUNG FÜR PATIENTEN IN DER PSYCHOSOMATIK

Nach Scheytt & Janssen (1987 S.203) soll "die `subjektive Objektivierung` in Tongestalt besonders für die psychosomatisch erkrankten und strukturell Ich-gestörten Patienten mit emotionellen Sprachunfähigkeiten eine Möglichkeit" sein, " .. in größerer Angstfreiheit sich ihrem Selbsterleben zuzuwenden und ihren Phantasiebereich auf der Ebene der Grundstörungen wiederzuentdecken". Wir machen häufig die Erfahrung, daß der offene Tonraum aufgrund fehlender festgelegter konkreter Handlungsanweisungen anfangs für Patienten als eine Herrausforderung (Streß) erlebt wird, der mitunter zu Angst, Abwehr und Verweigerung führt.

Schmölz spricht bei psychosomatisch Kranken von dem Erleben der musikalischen Improvisation als einem "neuen, oft als Risiko empfundenen Handeln" (Schmölz 1987 S.305), bezeichnet aber Anregung und Motivierung zu freier experimenteller Verwendung des musikalischen Materials als wichtige Vorraussetzungen, ein eingeschränktes Ausdrucksverhalten zu erweitern. Das eingeschränkte Ausdrucksverhalten bei psychosomatischen Patienten beschreibt er (in Rückgriff auf das Alexithymie-Konzept) mit Verarmung an Phantasien und Wortschatz,- Einschränkung in der Wahrnehmung von Gefühlen und Unfähigkeit, diese auszudrücken, - ein Sich-Verlieren in Details des somatischen Bereichs und Unfähigkeit zur dynamischen Kommunikation, Abhängigkeitswünsche etc.- und formuliert als ein Therapieziel einen "Entsomatisierungsprozesses" (Schmölz 1987 S.304), womit er eine Ausrucksverlagerung vom somatischen in den emotionalen bzw. verbalen Bereich meint.

Durch die Verbindung von präverbaler (musikalischer) und verbaler "Ebene" soll in der Reflektion über das musikalische Geschehen sowohl improvisatorisch als auch verbal ein Erinnern, Wiederholen und Aufarbeiten von zunächst schwer/-kaum zugänglichen emotionalen Zuständen bzw. Erlebensinhalten möglich werden (Schröder 1988, Lorenzer 1983, Schirmer

1984, 1986, Weymann 1989). Die kreative Beschäftigung mit
der eigenen Person ist kein "reiner Selbstzweck", sondern
soll über die Lockerung von Behinderungen des kreativen Po-
tentials zur Verflüssigung alter und der Entwicklung neuer
" Verhaltensmuster" führen mit dem Ziel, Bedürfnisbefriedi-
gung, Spannungsregulierung und Gestaltung zwischenmenschli-
cher Beziehungen befriedigender "organisieren" zu können.

Der Prozeß des "Sich-Einlassens" auf etwas Neues ist risiko-
reich für die Patienten, weil dieser mit einer emotionalen
Destabilisierung verbunden ist. Überwiegen individuell Gefühle der Angst und Überforderung im Sinne distressorischer
Belastung, ist häufig ein Festhalten an alten Mustern zu beobachten.
Bei Patienten mit Somatisierungsstörungen im Sinne konver-
sionsneurotischer bzw. vegetativ-reagibler Symptombildung
werden sinnlich-körperliche Erfahrungen als ein (Wieder)-
Erleben während des improvisatorischen Handelns angeregt,
über die im Therapieprozeß gesprochen wird. Damit wird ein
"Zur-Sprache-Kommen-Lassen" von Körper- und Gefühlszuständen
möglich, die bis dahin vorwiegend "somatisiert" d.h. nur
körperlich präsent sind und präsentiert werden.
Äußerungen der Patienten wie "Ich habe Magenschmerzen, sonst
ist alles in Ordnung" unter Nichtbeachtung aktueller, situativer Bedingungen bei Symptomerstmanifestation oder -zunahme
zeugen von einer Entkoppelung von körperlichem und emotionalem Erleben.
Diese körperlich-emotionalen Befindlichkeitszusammenhänge,
die über das Erleben in der MT auch reflektierbar und kommu-
nizierbar werden, stehen dem Kranken bei Abspaltung der emotionalen Seite eben auch in der Interaktion bzw. Kommunikation mit anderen Menschen nicht zu Verfügung, die ja auch
wesentlich durch emotional affektive Prozesse gesteuert und
geprägt sind.
Sachse und Rudolph (1992) fanden, daß psychosomatische Patienten gegenüber einer gesunden Kontrollgruppe niedrige
private Selbstaufmerksamkeit (private Self-Consciousness),

dagegen hohe öffentliche Selbstaufmerksamkeit (public Self-
Consciousness) und hohe soziale Ängstlichkeit zeigen. Darüberhinaus stellen sie in Kritik des Alexithymikonzeptes
fest, daß Emotionalität und Affektivität bei ihren psychosomatischen Patienten nicht grundsätzlich gemindert sei, sondern jeweils nur bestimmte indiviudell-problembehaftete Bereiche eingeschränkt seien.

In der therapeutischen Arbeit mit "psychosomatischen" Patienten finden wir oftmals sehr reichhaltige Phantasien bezüglich der subjektiven Bedeutung von Krankheit, des Körper-
schemas und des Körperideals, die wichtige Informationen
über verfestigte Erlebens- und Verhaltensmuster geben. Senf
(1993) erachtet es denn auch für unerläßlich, sich in der
psychosomatischen Medizin mit den Phantasien und subjektiven
Vorstellungen der Patienten über ihren gesunden wie kranken
Körper auseinanderzusetzen.

Ausgehend von "erlebnisaktivierenden" musiktherapeutischen
Interaktionen, die als Herausforderungen oder gar als Bela-
stungssituationen - begleitet von psychophysiologischen Er-
scheinungen - beschrieben werden kann, soll eine offenere
und aktive Auseinandersetzung mit den eigenen emotionalen
Bedürfnissen, aversiven Regungen sowie intrapsychischen und
interaktionellen Spannungen und Konflikten angeregt werden.

In der Reflektion kann deutlich werden, daß ein vom Patienten im Sinne der "gelernten Hilflosigkeit" (Seligmann 1975)
ängstlich erlebtes "Herzrasen", während einer musikalischen
Aktion auftretend, die körperliche Reaktion auf z.B. ein musikalisches Dominieren eines anderen ist, dem sich der Patient ausgeliefert fühlt. Das Herzrasen kann aber auch die
Reaktion auf eine musikalisch hergestellte Nähe zu einer anderen Person, die sich der Patient wünscht, darstellen und
somit Verschmelzungsängste anzeigen. Anhand dieses Beispie-
les soll gleichzeitig darauf hingewiesen werden, daß "psychosomatische" Patienten häufig nicht in der Lage sind, das
Selbsterleben körperlicher Veränderungen hinsichtlich posi-

tiver oder negativer Einschätzung zu differenzieren; so erleben "Herzangstneurotiker" Veränderungen im kardiovaskulä-
ren Bereich per se als beängstigend, unabhängig davon, ob
sie von motorisch-bedingten energiebereitstellenden Prozessen, oder von ängstlicher oder freudiger Gestimmtheit her-
rühren.

Das Ziel der aktiven Musiktherapie, erlebnisaktivierend Patienten dazu zu motivieren, sich mit individuellen "inakzep-
tablen" Triebregungen, mit widersprüchlichen internen und
externen Anforderungen bzw. Wünschen, mit anstößigen Erinne-
rungen, mit aus Autonomie- und Abhängigkeitswünschen resul-
tierenden Konfikten und mit Somatisierungstendenzen zu beschäftigen, löst häufig Widerstand bei den Patienten und Patientinnen aus.
Die in der Musiktherapie evozierten bzw. aufscheinenden Emotionen und sie begleitende Körperzustände werden von den Individuen sowohl befreiend als auch quälend empfunden. Die
Potenz der Musik bzw. musiktherapeutischer Elemente, angenehm oder auch unangenehm "unter die Haut zu gehen" und sehr
unterschiedliche Reaktionen seitens der Patienten hervorzu-
rufen, soll im folgenden in entwicklungsgeschichtlicher Perspektive beleuchtet werden.

2.3.5 BEZIEHUNGEN ZWISCHEN MUSIKTHERAPEUTISCHEN ELEMENTEN
UND PRÄ- UND PERINATALEN BZW. PRÄVERBALEN ERLEBENS-
UND WAHRNEHMUNGSPROZESSEN

Häufig stellen musiktherapeutische Beiträge heraus, daß
"frühgestörte" Patienten in der Musiktherapie die Möglichkeit haben, dort handelnd anzusetzen, wo entwicklungsge-
schichtlich erste Defizite auftraten, da die präverbalen
Elemente der Musik, wie Klang und Rhythmus, an frühe Erfahrungen des Menschen anknüpfen, in denen Sprache noch nicht
zur Verfügung stand und sogar bis in die pränatale Entwicklung zurückreichen.

Spitz (1967) beschreibt mit der "coenästhetischen Organissation" die prägenden Elemente früher Mutter-Kind-Interaktionen wie Klangfarbe, Tonfall, Dauer, Tempo, Rhythmus, Vibration, Temperatur, Körperhaltung, Muskelspannung und andere, die zur Beschreibung pränataler Erlebensdimensionen des Kindes dienlich scheinen (Jaedicke 1975/1982, Nitzschke 1984). Über die Elemente der Musik - Klangfarbe, Tonfall, Dauer, Tempo, Rhythmus, Vibration - scheint eine Anknüpfung an frühe Erfahrungen eines Individuums möglich.

Die Vermutung, daß pränatale Wahrnehmungen Grundlage für die Entwicklung der menschlichen Bindungs- und Kommunikationsfähigkeit ist, wird aus verschiedenen Untersuchungen, die sich mit dem postnatalen Wiedererkennen pränataler akustischer Angebote beschäftigen, abgeleitet.

Es wird davon ausgegangen, daß der fetale Hörapparat am 37. Schwangerschaftstage seiner Vollendung entgegengeht (Flanagan 1963) und von der 24. bis 26.Woche an voll funktionstüchtig ist (Fleischer 1955) und daß damit der Fetus über Klang-Vibration-Einwirkung in der Lage ist, akustische Reize "wahrzunehmen" und auf diese zu reagieren.

Der Fetus befindet sich intrauterin in einem reichhaltigen akustischen Milieu, er ist den biologischen Geräuschen wie dem mütterlichen Herz-Pulsrhythmus, den Darmgeräuschen, dem Husten, Niesen und der Atemfrequenz ausgesetzt und reagiert darauf z.B. mit lebhaften Bewegungen und einem Herzfrequenzanstieg (Grunwade 1971).

Dem Hören kommt im Fetalleben eine besondere Bedeutung sowohl in der Entwicklung des Zentralnervensystems als auch für Anfänge psychischer Erinnerungsspuren zu, und das legt die Annahme nahe, daß bestimmte musikalische Erkennungsmuster "vor-gespeichert" sind (Sagi & Hoffmann 1976).

In der Literatur werden Prägungen durch pränatales Hören (Harrer 1975/1982 S.8ff, Jaedicke 1975/1982 S.250f, Nöcker-Ribaupierre 1992)) beschrieben, vor allem in Bezug auf den Atemrhythmus, die Herzfrequenz und Sprache der Mutter

(Bensch 1975; Klauser 1971; Salk 1961; Johannsson et al
1964). Beispielhaft sei die Arbeit von Standley & Madsen
(1990) zitiert, die Babies beim Hören der Stimme der Mutter,
der Stimme einer anderen weiblichen Person und von Musik beobachteten: Junge Babies bevorzugten die Stimme der Mutter,
während mit zunehmendem Alter auch die Stimme einer anderen
weiblichen Person aktzeptiert wurde. Caine (1991) wies positive Effekte bei frühgeborenen und "small for dates" Babies
auf, die während ihrer Brutkastenzeit dreimal am Tage mit
Vokalmusik, Wiegenliedern und Kinderliedern beschallt wurden. Diese verloren im Vergleich zu einer Kontrollgruppe weniger an initialem Gewicht, das mittlere Tagesgewicht zeigte
eine Steigerung, ebenso die Kalorienaufnahme, die Zeitdauern
von Brutkastenpflichtigkeit und Krankenhausaufenthaltes waren
signifikant kürzer. Janus (zit. bei Otto & Schuppan 1993)
stellte auf einem Symposium zum Thema "Frühe Prägungen -
Frühe Erfahrungen" anhand von Viedeoaufnahmen in Zeitlupe
die Synchronizität der frühkindlichen Körperbewegungen mit
dem Rhythmus der Mutterstimme vor.
Nöcker-Ribaupiere (1992) berichtet, daß intensivpflichtige
frühgeborene Säuglinge mit Lautsprecher-übermittelter Mutterstimme beruhigt werden konnten, was mit einem signifikanten Anstieg des transkutan gemessenen Sauerstoffpartial-
drucks einherging und über einen Zeitraum von 15 Monaten
eine sowohl motorisch als auch mental schnellere Entwicklung
dieser Säuglinge zu verzeichnen ist. Sie schließt daraus,
daß bei vorzeitiger Ent-Bindung im Sinne einer Trennung von
Mutter und Kind über die musikalischen Elemente Rhythmus,
Melodie und Klang wieder Ver-Bindungen geschaffen werden
können. Ob die Musiktherapie auch Kompensationsmöglichkeiten
für frühe prä- und perinatale Ver-Bindungsstörungen eröffnet, bleibt derzeit aufgrund klinischer Beobachtungen speku-
lativ.

2.3.6 KOMMUNIKATIONSTHEORETISCHE UND ENTWICKLUNGS-
PSYCHOLOGISCHE ZUSAMMENHÄNGE

Rotter & Mayerle-Eise (1990) nehmen mit Hilfe des entwick-
lungspsychologischen Modells von Piaget Zuordnungen musikalischer Gestalten zu bestimmten Stufen der Entwicklung vor.
Nitzschke (1984) greift Piagets Entwicklungsmodell und den
Ansatz von Spitz auf, um die komplexe Mutter-Kind-Interak-
tion physiologisch-kognitiv-emotional zu fassen. Im frühen
lautlichen Austausch zwischen Mutter und Kind sieht er eine
wichtige Fortsetzung des Ur-Dialogs, der bereits im Mutter-
leib beginne.

Anzieu (1991) spricht von einer Lauthülle, die bereits vor
visuellen Signalen als "Spiegel" fungiere und beim Erwerb
der Fähigkeit, Objekten Bedeutung beizumessen und Symboli-
sierungsfunktionen zu erwerben, grundlegend sei.

Willms (1982) leitet aus musiktherapeutischen Erfahrungen
mit Schizophrenen die Annahme her, mit Elementen der Musik
eine präverbale Kommunikation im Sinne einer auf das analoge
Niveau regredierten Kommunikation zu bieten, in der die
Sprache die abstrahierende Funktion verliere und überwiegend
der Affektabfuhr diene.

Sprache und Musik sind physikalisch gesehen gleichermaßen
akustische Signale (Terhardt 1985). Interessant erscheint,
daß die Dauer musikalischer Motive mit ca. 3 Sekunden in
etwa der Dauer einer sprachlichen Informationseinheit ent-
spricht, die der Mensch als gegenwärtig wahrnimmt (Pöppel
1983, Bock 1982).

Zum sprachtheoretischen Hintergrund sei auf Watzlawick et
al. (1990) hingewiesen, die darstellen, daß direkte sprachliche wie direkte musikalische Interaktion sich immer auf
mehreren akustischen (analog/digital) und non-verbalen (Gestik, Mimik, Körperhaltung) Ebenen ereigne, die häufig ver-
einfacht als non-verbale Kommunikation zusammengefaßt werden. Watzlawik und Mitarbeiter (1990) unterscheiden einen
analogen (Sprachrhythmus, -melodie, Klangfarbe etc.) und einen digitalen (semantische Information) Aspekt der Sprache.
Die Musik ist mit ihren metrischen, rhythmischen, klangli-

chen Elementen oder - anders ausgedrückt - mit ihrem Ausdruck, Tonfall, der Melodie und auch der Möglichkeit von
Pausen der analogen Sprachebene ähnlich. In ihr sind Affekte
und Emotionen (Spintge & Droh 1992, S.13f) und nach Watzlawick et al.(ebenda, S.63) der Beziehungsaspekt zweier Kommu-
nikationspartner codiert, die in der musikalisch-improvisa-
torischen Interaktion therapeutisch genutzt werden.

Es sei deshalb nochmals hervorgehoben, daß zur nötigen Differenzierung der "nichtverbalen" Kommunikation- bzw. Thera-
pieebenen im Zusammenhang mit Gestik, Mimik und Körperhaltung etc. von non-verbaler Kommunikation gesprochen wird,
im Zusammenhang mit musikalisch-akustischen Ereignissen von
präverbaler Kommunikation die Rede sein wird.

Jaeggi (1989) benutzt andere Begriffe zur Differenzierung
verschiedener Kommunikationsformen. Sie unterscheidet nach
Langer (1965) zwei verschiedene Arten von Realitätserfas-
sung: 1) eine mit Hilfe von diskursiven Symbolen, die gemäß
logisch-syntaktischen Gesetzen gebraucht werden, und 2) eine
mittels präsentativer Symbole, wobei mit einem Bild, einer
verbalen Metapher, einer Tonfolge, in einem Ritual und z.B.
in einer Geste Wirklichkeit präsentiert wird.
In der Musiktherapie wird mit der musikalischen Ebene eine
Form präsentativer Symbolik angeboten. Richtungsweisend
schlägt Jaeggi vor, dieses übergeordnete Kriterium (welche
Psychotherapie regt in welcher Weise diskursive bzw. präsentative Symbolik an) als einen weiteren qualitativen Wirkfaktor in die Psychotherapieforschung aufzunehmen.

Immer wieder wird für die (psychotherapeutische) Arbeit mit
Erwachsenen die Wichtigkeit der Integration verbaler und
präverbaler Kommuniaktionsebenen betont: "Die reflektorische
Aufarbeitung der musiktherapeutischen Interaktion stellt die
unerläßliche Rückbindung des nonverbalen Prozesses in den
verbalen Diskurs sicher" (Kächele & Scheytt-Hölzer 1990, S.
290). Therapeut und Patient können "rasch und leicht von der

Bühne in den Zuschauerraum hinüberwechseln und sich selbst
beobachten" (Thomä & Kächele 1985, S.97). Lorenzer (1983)
definiert Verdrängung als die Abtrennung von Sprache und
spricht vom Bewußtwerden als dem "Zur-Sprache-Kommen" der
somatisierten Verhaltensentwürfe durch eine Verknüpfung von
szenischen Erinnerungsspuren mit hinzugefügten Wortvorstel-
lungen (Lorenzer 1983 S.101-102).
Diesen Prozeß in Gang zu setzen und zu unterhalten, ist
Zielsetzung der psychoanalytisch-orientierten MT. Dabei muß
sie sich den Schwierigkeiten verfestigter und konditionier-
ter Programme, dem Festhalten an Strategien aus "gelernter
Hilflosigkeit" oder, psychoanalytisch formuliert, "Wider-
ständen" stellen.

Das heißt: für die Korrektur emotionaler Fehlhaltungen und
daraus folgender kommunikativer Vereinseitigungen mit dem
Ergebnis von (somatischer) Symptombildung kommt es im therapeutischen Prozeß vorübergehend zu einer emotionalen Destabilisierung = Streß. Dabei ist jeweils situativ noch unklar,
ob sich dieser zu Eu- oder Distreß entwickelt. Determinanten
für diese Entwicklung sind die aktuellen Kommunikationser-
wartungen und -bereitschaften auf Seiten des Individuums einerseits und ein förderliches oder hinderliches aktuelles
"Gruppenklima" andererseits.

2.4. AKTIVE MUSIKTHERAPIE IM RAHMEN STATIONÄRER PSYCHOTHE-
RAPIE; PROBLEME DER INDIKATIONSSTELLUNG

Viele stationäre psychosomatische Einrichtungen bieten neben
Bewegungstherapie, Beschäftigungstherapie, Kunsttherapie
etc. die Musiktherapie als Einzel- oder Gruppentherapie an.
Diese Aufzählung soll verdeutlichen, daß die stationäre Musiktherapie meist einer von mehreren (in unterschiedlicher
Weise zusammengesetzten) Therapiebausteinen ist.
Nach Willi (1990) werden intuitiv und pragmatisch Methoden
in der stationären Psychotherapie angewendet, welche den beschränkten Introspektions-und Verbalisierungsfähigkeiten der

Patienten entgegenkommen und den Patienten helfen sollen,
wieder einen produktiven Umweltbezug herzustellen. Insgesamt
fehlen bislang empirische Untersuchungen zur differenziellen
Wirkung verschiedener stationär angebotener Therapieverfah-
ren, in denen nicht nur einzelne Therapieansätze isoliert,
sondern auch Wechselwirkungen untereinander betrachtet werden, davon ausgehend, das die Summe der Teile weniger als
das Ganze ist - die stationär psychosomatische Behandlung
mit ihrem institutionellen Rahmen.

In diesem Zusammenhang sei auf den Aufsatz von Buchholz
(1993) hingewiesen, der institutionelle Bedingungen - und in
diesem Kontext die Einschätzungen und Phantasien des einzelnen Patienten zur Institution bzw. Psychotherapie als so-
zialer Tatsache - als relevante, empirisch-erforschbare Variable explizit berücksichtigt wissen will. Er spricht vom
Paradigma des "kompetenten Patienten" auf, der seine Lebens-
themen nicht nur "im" sondern gerade auch "am" institutionellen Kontext konstelliere.

In jüngerer Zeit gibt es Versuche, eine gemeinsame Konzeption verschiedener Ansätze im Hinblick auf ein integriertes
stationäres Angebot zu formulieren.
Janssen (1982, 1987) betont Gemeinsamkeiten von Mal- und Musiktherapie, die er in dem Angebot eines Übergangobjektes
nach Winnicott sieht, was Schröder (1988) ebenfalls als zen-
tral für die Musiktherapie formuliert (oder auch Barclay
1987).
Derzeit gilt es zunächst, für die einzelnen Ansätze selbst
klarere Indikationen zu formulieren (vergl. Grawe 1992), so
auch in der Musiktherapie (vergl. Themenheft Indikation,
Deutsche Gesellschaft für Musiktherapie 1991).

Nach Kühn (1991) dienen Indikationen über die pragmatische
Anwendung hinausgehend allgemein dazu, Konflikte zwischen
Gesellschaft, Arzt und Patient zu regulieren, sowie Methoden
und Verfahren abzusichern. Sie sind also wichtiges Instrument zur Klärung des Verhältnisses von Legalität und Legiti-
mation. Seiner Meinung nach muß die Musiktherapie, wie auch
die anderen kreativ-therapeutischen Verfahren, eigenständig
Forschungen, Methoden und Behandlungsziele entwickeln, die

dem speziellen therapeutischen Gegenstand gerecht werden,
damit sich eine Indikationsstellung nicht wie eine "Musik-
apotheke" (Kühn 1991, S.230) darstelle.

3. EMPIRISCHE FORSCHUNG IN DER MUSIKTHERAPIE

3.1 EMPIRISCHE STUDIEN ZUR MUSIKTHERAPIE

Bisherige Arbeiten befaßten sich in der Regel mit spezifischen Details und Fragestellungen oder untersuchten Aspekte
rezeptiver Musiktherapie. Wie beschrieben zeigen die Studien
zur rezeptiven Musiktherapie, daß bestimmte musikalische Gestalten geeignet sind, bestimmte Emotionen beim Hörer zu in-
duzieren, diese aber entsprechend des situativen interaktionellen Kontextes, personenbezogener Einstellungen, Erwartungen und aktueller Gestimmtheit und Verfassung moderiert werden, so daß von einem komplexen Prozeß des Musikerlebens
auszugehen ist.

Frank (1975, 1982) konnte in einem Vergleich der biologischen Spontan-Rhythmik (Herz- und Atemfrequenz) mit der
Frequenz-Gestaltung während der Darbietung von Musik -
Klangstücken und Metren für kurze Zeitintervalle - Synchro-
nisiationswirkungen zwischen Physiologie und Musikrhythmus
zeigen. Aber diese Synchronisationswirkungen waren sehr eng
an die individuelle Situationsbewertung gebunden,so daß
Frank Synchronisierungen als Folge allgemeiner Erregungstei-
gerung und anschließender Rückregulation sieht und nicht als
direkt biologisch-rhythmisch-zeitgebunden einschätzt.

3.2 DESIDERATE AKTIV-MUSIKTHERAPEUTISCHER FORSCHUNG

Muthesius (1987) fordert von Musiktherapeuten die Entmystifizierung ihres Mediums und die Offenlegung ihrer Berufsmo-
tivation, da Musiktherapeuten durch die Droge Musik und die
Droge Helfen zweifach gefährdet und verführbar seien. Linke

(1984) stellt bedauernd fest, daß die meisten Musiktherapeuten sich nicht lange bei der Offenlegung ihrer geistigen
Quellen aufhielten, sondern lieber der unmittelbaren Praxis-
erfahrung und den in vielen Jahren gewonnenen Einzelerkennt-
nissen vertrauten.

Tischler (1983) formuliert, auf ein Zitat von Weber (1981,
234) zurückgreifend, provokant die Frage, ob es ein Erfolg
sei, wenn ein Klient in der Musiktherapie einige unerledigte
Dinge nachgeholt habe, und fordert Verlaufsanalysen mit kontrollierten, systematischen Beobachtungen. Er sieht den Einsatz von Fragebögen vor und nach jeder Therapiesitzung als
sinnvoll an. Zur "Entmystifizierung" trügen empirische Arbeiten bei, in denen größere Kollektive musiktherapeutisch
behandelter Patienten mit Hilfe psycho-physiologischer Instrumente untersucht würden.

In der deutschsprachigen Literatur über aktiv musiktherapeutische Ansätze dominieren Fallstudien und Kasuistiken (Lorz
1984). Eine Analyse der Jahrgänge 1964-84 der amerikanischen
Fachzeitschrift "The Journal of Music Therapy" (Gfeller
1987), bei der leider nicht zwischen aktiver und rezeptiver
MT unterschieden wurde, ergab, daß 9% der Beiträge sich mit
physiologischen Einflüssen der Musik beschäftigten, 26% sich
auf eine verhaltenstherapeutisches und 11% auf ein psychoa-
nalytisches Konzept bezogen. Im Verlauf der ersten 6 Jahren
ist zunächst eine Dominanz, dann eine Abnahme psychoanalytisch-orientierter Arbeiten zu verzeichnen. Auf Daten basie-
rende empirische Studien steigerten sich von 13,5% in den
ersten drei Ausgaben auf einen Anteil von 91% im Zeitraum
1982-84. Eine Kategorie mit Untersuchungen im psychosomatischen Bereich fehlt, die psychosomatischen Patienten gehen
vermutlich in die Gruppe der "emotional-verhaltens-gestör-
ten" Patienten ein; das Fehlen empirischer Studien mit klinisch psychiatrischen Patienten wird auf methodologische
Probleme zurückgeführt.

Lorz (1984) bezeichnete nach einer inhaltlichen Analyse nur
3 von 13 Einzelfalldarstellungen in der Fachzeitschrift "Musiktherapeutische Umschau" als genügend differenziert.

Tüpker (1990) stellt dazu fest, daß die "kunsttherapeuti-
sche" Forschung Verfahren entwickeln sollte, die den Patienten als Subjekt eines Behandlungswerkes beschreiben und analysieren können und ihn nicht in der klassischen Rolle des

Objektes eines Experiments beforschen; anstelle von Objekti-

vität müßten kontrollierte Subjektivität und Intersubjekti

vität treten, anstelle von Reproduzierbarkeit Nachvollzieh-

barkeit.

Die von ihr hervorgehobenen Probleme teilt die Musiktherapie
mit der Psychotherapieforschung allgemein. Perspektivisch
lassen sich sowohl Fragen zur spezifischen musiktherapeutischen Indikation als auch allgemeine methodisch-wissen-
schaftliche nur aus der "Triangel" Patient, Arzt und Musik-
therapeut (Klapp & Müller 1993) unter Berücksichtigung der
Modalitäten in Team und Institution (Weymann 1991) herlei-
ten. Bastine et al. (1989) sowie Grawe et al. (1990) kommen
zum Schluß, daß es noch keine empirisch gehaltvollen Prozeß-
theorien gibt, die in der Lage wären, über den jeweils ana-
lysierten Einzelfall hinauszuweisen. Die aktuelle Brisanz
der Frage nach der Wirksamkeit von Psychotherapie wird deutlich, wenn Grawe (1992) von einer strukturell verankerten
Fehlversorgung psychosomatischer Patienten bei überwiegend
psychoanalytischen Ausrichtungen des medizinischen Faches
"Psychosomatik/Psychotherapie" spricht.
Hoffmann (1992) widerspricht dieser Einschätzung und kritisiert die bei Grawe fehlende Differenzierung der vielfältigen psychosomatischen Erkrankungen. Seiner Meinung nach verbergen sich hinter nosologischen Gruppen psychosomatischer
Erkrankungen Untergruppen hinsichtlich psychologischer Faktoren wie Krankheitseinstellung und -verarbeitung, die zu
sehr unterschiedlichen Reaktionen auf (verschiedene) Psycho-
therapieangebote führen.

Gembries (1985a, 1991) betont den interdisziplinären Charak-
ter der Musiktherapie und sieht in qualitativen Forschungs-
methoden ein gemeinsames Thema musikpsychologischer und musiktherapeutischer Forschung. Er referiert Ergebnisse der

Lokkumer Tagung "Ansätze kunsttherapeutischer Forschung"

(Peterson 1990), wie z.B. die Forderung nach genauen Be-

schreibungen von Phänomenen, nach Rekonstruktion und Verste-

hen von Erfahrungen und die Forderung nach Dokumentation von

Einzelfällen, aufgrund derer durch Typisierung Verallgemei-

nerungen gewonnen werden könnten. Wie auch de la Motte-Haber

(1989) meint er, daß auch die musikpsychologische Forschung
seit den 60er Jahren den Bezug zur Musik verloren habe und
es wichtig sei, anhand der Entwicklung qualitativer Verfahren zu versuchen, den komplexen subjektiven Prozeß des Musikerlebens zu erfassen. Nach Gathmann et al. (1988) müßte die Entwicklung einer musiktherapeutischen Prozeßforschung mit beschreibenden und
klassifikatorischen Schritten beginnen.

3.2.1 UNTERSUCHUNGEN ZUM INFORMATIONSGEHALT MUSIKTHERAPEU-
TISCHER IMPROVISATION

Aus dem Bereich der bislang kaum empirisch untersuchten aktiven Musiktherapie sind vor allem die wenigen Arbeiten interessant, die sich direkt empirisch mit der freien Improvisation und/oder mit der Erlebensdimension der Patienten im
Zusammenhang mit der freien Improvisation beschäftigen.

Bauer et al.(1990) versuchen, den aktiven musiktherapeutischen Prozeß genauer zu fassen, indem sie video-graphierte
Einzelmusik-Therapien analysieren. Sie gehen davon aus, daß
sich im improvisierten musikalischen Spiel repetitive Muster
als Hinweis auf Beziehungskonflikte des Patienten finden.
Diese Forschungsgruppe beschäftigt sich mit dem Problem, ob
und wie "typische" musikalische Dialoge in dem Setting der
interaktiven Musiktherapie identifiziert werden können. Sie
bezweifeln, daß diese in verbalsprachlichen Wiedergaben hinreichend gut erfaßt werden können und meinen, daß dafür direkte Notationssysteme entwickelt werden müssen.

Timmermann et al. (1991) aus der gleichen Forschungsgruppe
geben eine aktuelle Übersicht der Situation musiktherapeutischer Prozeßforschung und stellen erste Ergebnisse des von
Bauer et al. beschriebenen Ansatzes anhand einer Einzelfall-
analyse vor, wobei klinisch relevante musiktherapeutische
Interaktionssequenzen durch drei Beobachtergruppen analysiert wurden. Der Vergleich der Ratergruppen (20 Musiktherapeuten, 10 Psychotherapeuten, 20 Laien) ergaben keine signifikanten Unterschiede, tendenziell erfaßten die Psychotherapeuten am stärksten die pathologischen Merkmale, die Laien
betonten eher die gesunden Anteile, die Musiktherapeuten
liegen dazwischen. Timmermann et al. leiten von den Ergebnissen her, daß der musikalische Ausdruck des Patienten und
die musiktherapeutische Interaktion mit dem Therapeuten zu
grundlegenden Erkenntnissen über die Problematik der Patienten, seine Pathologie, seine grundlegenden Beziehungsmuster

und gestörte/ gesunde Persönlichkeitsanteile führen, dies
einer Bearbeitung zugänglich gemacht werden könne. Sie
schlagen perspektivisch eine Trennung der visuellen und au-
ditiven Dokumentationskanäle vor und stellen ein dreiteili-
ges Notationssystem der musikalischen Interaktionen vor, mit
Hilfe dessen die Frage nach diagnosespezifischen musikalischen Spielweisen angehbar wäre und Veränderungen hörbar,
darstellbar und reproduzierbar würden. Dieser Ansatz bemüht
sich um den diagnostischen Wert der musiktherapeutischen
Dialoge, scheint aber gleichzeitig gefährdet, sich unkri-
tisch an den gängigen medizinisch-psychologischen Diagnose-
konventionen zu orientieren.

Langenberg et al. (1992) stellt einen weiteren Versuch einer
qualitativen Methodik vor. Die von Patient/in und Thera-
peut/in und von unbeteiligten Beurteilern über musiktherapeutische Improvisationen angefertigten Beschreibungsproto-
kolle werden einer qualitativ-inhaltsanalytischen Auswertung
nach Mayring (1983) unterzogen, wobei verschiedene Qualitäten und Motive unterschieden werden. Langenberg geht es dabei weniger um die Rekonstruktion als um das Verständnis der
Gefühle in den zwischenmenschlichen Begegnungen, die der Improvisation zugrundeliegen. Problematisch ist an diesem Ansatz, daß nur verbale Informationen über den musiktherapeutischen Interaktionsprozeß der Analyse zugänglich werden.

Lehr (1980) forderte jeweils fünf erwachsene musikalische
Laien (Laien), Studenten einer Musikhochschule (Experten)
und psychotische Patienten (Patienten) auf, die "Emotionen"
Freude, Trauer, Aggressivität und friedliche Stimmung in musikalischer Improvisation mit Orff-Intrumenten darzustel-
len. Die so gewonnenen 12 Klangstücke wurden in einer Zu-
fallsfolge angeordnet und von drei Rezipientengruppen - Ex-
perten/ Laien/ Patienten - beiderlei Geschlechts mit jeweils
15 Mitgliedern anhand von sechs siebenstufigen Skalen beur-
teilt. Auf allen Skalen ergab sich ein signifikanter Zusammenhang der verschiedenen emotionalen Intentionen der Klangstücke und deren Beurteilung. Eine Abhängigkeit der Einschätzung von der Rezipientengruppe fand sich nur bei den
Polaritäten "müde-lebhaft" und "chaotisch-geordnet" welche
von der Patientengruppe, der Laiengruppe und der Experten-
gruppe unterschiedlich eingeschätzt wurden.

Auch Steinberg et al. (1991) kommen aufgrund hoher Interra-
terreliabilität und Reteststabilität zum Schluß, daß das aktiv musiktherapeutische Tun, die musiktherapeutisch produ-
zierte Musik ein valider Indikator für Veränderung ist, und
können verschiedene Veränderungen im Verlauf musiktherapeutischer Behandlung bei verschiedenen Diagnosegruppen (schi-
zophrene Patienten, manische Patienten, endogen-depressive
Patienten und neurotisch-depressive Patienten) anhand zweier
Meßzeitpunkte zeigen.

Offensichtlich besteht - wie auch beim rezeptiven Musikerleben - in der musiktherapeutischen Improvisation ein enger

assoziativer Zusammenhang zwischen "Emotionen" und allgemei-
nen Gestaltungsmerkmalen, gleichzeitig zeigen die untersuchten Einzeltherapien, daß die emotionale Interpretation der
dargebotenen musikalischen Information hinsichtlich ihres
emotionalen Gehaltes stark vom rezipierenden Subjekt ab-
hängt.
Diese Befunde sind bedeutsam für die aktive gruppen-musik-
therapeutische Arbeit, sind doch die Teilnehmer (Therapeut
wie Patienten) gleichzeitig Akteure und Rezipienten, die musikalische Gestaltungen produzieren und jeweils subjektiv
erleben, erkennen und handelnd verarbeiten.
Zusammenfassend muß also festgestellt werden, daß es für die
freie Improvisation derzeit noch ungenügend gelingt, Subjektivität, Intuition und Ganzheitlichkeit (Tüpker 1990) be-
friedigend zu beschreiben, zu analysieren und übergeordnete
Kategorien zu entwickeln, die einer empirischen Prüfung zugänglich wären, ohne daß wichtige Informationen verloren gehen.

3.2.2 UNTERSUCHUNGEN ZUM PATIENTEN-ERLEBEN UND -BEFINDEN

Weitere empirische Untersuchungen zur aktiven MT versuchen
die Befindlichkeiten und Einschätzungen der Teilnehmer, die
für den therapeutischen Verlauf bedeutsam scheinen, zu erfassen:
Schroeder & Schroeder (1982) fanden signifkante Veränderungen z.B. in Desaktivität, Müdigkeit etc. bei Patienten mit
psychosomatischen depressiven Störungen über drei Monate einer Gruppenmusiktherapie hinweg.
In der Studie "Musiktherapie mit psychiatrischen Problempatienten" (Meschede et al. 1983) fand sich eine Verbesserung
von Antriebs-, Stimmungs- und Gemeinschafterleben. Diese
korrelierte aber nicht mit der Therapeuten-Einschätzung.
Pfeiffer et al. (1987) fanden in einer kontrollierten Studie
zu aktiver Musiktherapie mit schizophrenen Patienten keine
Veränderungen der Psychopathologie, aber signifikant positivere Selbstbeurteilungen der Musiktherapiegruppe gegenüber
der Wartegruppe, die zu einem Follow-up-Zeitpunkt nach 6 Monaten nach Therapieende allerdings einen Trend zu den Aus-
gangswerten zeigten.

Thaut (1989) verglich acht Gruppen mit insgesamt 50 Patienten hisichtlich ihrer Selbsteinschätzung in drei verschiedenen Settings: 1. Musikgruppentherapie, 2. intrumentale Gruppenimprovisation und 3. Musik und Entspannung. Es zeigten sich für alle Gruppen signfkante Veränderungen über die Zeit der Intervention, ein Unterschied zwischen den drei Treatments ließ sich allerdings nicht sichern.

Reker (1991) stellte eine hohe subjektive Akzeptanz der aktiven MT bei schizophrenen Patienten fest. Entspannung, Aktivierung, Angstreduktion, Erleichterung der Kontaktaufnahme und Verbesserung der emotionalen Ausdrucksmöglichkeiten werden als positive therapeutische Effekte genannt.

Kießling & Lengdobler (1990) fassen die Äußerungen von Patienten mit Multipler Sklerose (MS) in der Gruppenmusiktherapie dahingehend zusammen, daß improvisatorisches Handeln und anschließende Reflektion den an MS Erkrankten Selbsterfahrung und konfliktzentriertes Arbeiten ermöglichen, was sie als wichtigen Beitrag zur aktuellen Krankheitsverarbeitung sehen.
Ähnliches berichten Decker-Voigt (1992) in der Rehabilitation von Herzpatienten und Hackbarth (1992) bei Hörgeschädigten.

Wheeler (1985) untersuchte Beziehungen zwischen der Art verschiedener aktiver und rezeptiver musikalischer und anderer therapeutischer Elemente auf die Einschätzungen der Teilnehmer; Probanden waren Musiktherapiestudenten und suchtabhängige Patienten. Die Ergebnisse wurden mit Hilfe einer multiplen Regression analysiert, wobei die verschiedenen Sitzungselemente die Prädiktoren bildeten, als abhängige Variablen gingen die Therapeuten-Einschätzung ein bezüglich der Involviertheit der Teilnehmer, der Freude an der Sitzung, der Quantität und der Qualität der hervorgelockten Gefühle und der Aufmerksamkeit-Niveaus. In beiden Untersuchungsgruppen zeigten sich jeweils andere Treatments bezüglich der abhängigen Variablen signifikant, bei den "süchtigen" Patienten waren es kombinierte Bewegungs- Musik- und Kunstaktivitäten, bei der Musiktherapiegruppe zeigten sich Entspannungsübungen bezüglich der Quantität und Qualität der hervorgerufenen Gefühle signifikant. Wheeler schränkt die allgemeine Bedeutung ihrer Ergebnisse aufgrund der systematischen Beeinflussung der Musiktherapiestudenten hinsichtlich der Prädiktoren ein.

3.2.3 EIGENE BEOBACHTUNGEN UND FORSCHUNGSBEDARF

In den referierten Untersuchungen zur aktiven Musiktherapie wird der Einsatz aktiv-musiktherapeutischer Elemente übereinstimmend als förderlich für eine positivere Selbsteinschätzung der Patienten beschrieben.

Dies stimmt nicht durchgängig mit unseren Erfahrungen mit
Patienten in der Psychosomatik überein: So sind im Verlauf
einer Behandlung sehr wechselnde Einstellungen zur Musiktherapie zu beobachten und häufig zeigen Patienten zu Beginn
große Schwierigkeiten mit den Anforderungen der Musiktherapie. Wir gehen davon aus, daß die aktive Musiktherapie bei
"psychosomatischen" Patienten (tendenziell) emotional labi-
lisierend wirkt - auch wirken soll- , was in eu- bzw. distressorische Bewältigungszustände münden kann, in denen sich
die Patienten situativ überfordert fühlen. Diese Erfahrungen
sind ein wesentlicher Anstoß und Ausgangspunkt für die hier
vorgelegte empirische Untersuchung.

Aus der Literatur (Streßforschung) ist bekannt, daß verschiedene Bewältigungszustände (psycho)-physiologisch für
Veränderungen von Herzfrequenz, Blutdruck, Atemfrequenz,
Hautschweißregulation, endokriner und immunologischer Pro-
zesse relevant sind.
Die meisten dieser physiologischen Parameter, die in der
Psychophysiologie vielfach untersucht werden (können), fallen im Rahmen der aktiven MT wegen der mit ihr verbundenen
Körper-Aktivität als Parameter aus, weshalb insbesondere immunologische und endokrinologische Parameter (insbesondere
im Speichel) für die psychophysiologische Untersuchung von
Bewältigungsprozessen im Rahmen der MT in Betracht kommen.
Deshalb sollen im Folgenden psychoneuroimmunologische Ansätze vorgestellt und später Untersuchungen zu Speichelparametern referiert werden.

4. PSYCHONREUROIMMUNOLOGISCHE UNTERSUCHUNGSKONZEPTE

Die Psychoneuroimmunologie befaßt sich primär mit den Einflüssen psychologischer Faktoren und damit assoziierten neu-
rohormonalen Vorgängen auf das Immunsystem und auf den Verlauf von Krankheiten, bei denen das Immunsystem abwehrende
oder moderierende Funktionen hat.
Kropiunigg (1990) merkt an, daß die Psychoneuroimmunologie
als einer der aktuellsten Forschungszweige der Psychosomatik
bereits eine lange Tradition habe. So verweist er auf den
Bericht von Heilig & Hoff (1928), daß "es Personen gibt, bei
denen nach unlustbegleitenden Affekten regelmäßig Herpes labialis zur Beobachtung kommt." (Heilig & Hoff 1928, S.1414).
Klosterhalfen & Klosterhalfen (1990) sprechen von einem For-
schungsboom in diesem relativ neuen Teilbereich der Psychophysiologie und prognostizieren langfristig einen wichtigen
Beitrag für psychosomatische Fragestellungen im Hinblick auf
präventive und therapeutische Maßnahmen. Nach ausführlicher,
kritischer Darstellung der Ergebnisse in verschiedenen Be-
reichen der Psychoneuroimmunologie stellen sie zusammenfassend fest, daß angenommen werden könne, daß:
- Stressoren immunologische Prozesse hemmend beeinflussen,
- Zusammenhänge zwischen unterschiedlichen Persönlichkeitsmerkmalen und immunologischen Parametern bestehen,
- eine Beziehung zwischen Persönlichkeitsmerkmalen und der
  Entwicklung von Infektionskrankheiten, Krebserkrankungen
  oder Gelenkentzündungen (rheumatoide Arthritis) zu sehen
  sei,
- Immunfunktionen durch streßreduzierende Interventionen
  günstig beeinflußt werden könnten.
Die vorwiegend prä- und quasi-experimentellen Versuchsanord-
nungen der psychoimmunologischen Humanstudien klären ihrer
Meinung nach allerdings die Kausalitäten zwischen z.B Persönlichkeitsmerkmalen und immunologischen Parametern nicht
und lassen bisher offen, ob es sich um Zufallskorrelationen
oder um systematische Zusammenhänge handelt (Klosterhalfen &
Klosterhalfen 1990, S.211).

**4.1. DAS STRESSKONZEPT IN PSYCHONEUROIMMUNOLOGISCHEN UNTER-
SUCHUNGSANSÄTZEN**

Das psychoendokrinologische Modell von Frankenhaeuser (1986)
scheint geeignet, auch einen endokrinologisch-immunologischen Zusammenhang herzustellen, wobei Frankenhaeuser sich
auf die von Selye und Cannon beschriebenen Regelkreise
Sympathikus-Nebennierenmark-Achse und Hypophysen-Nebennie-
renrinden-Achse bezieht. Sie geht davon aus, daß um so mehr
mit einer Aktivierung der Sympathikus-Nebennierenmark-Achse
und der Freisetzung von Katecholaminen zu rechnen sei, je
mehr ein Individuum eine Situation aktiv bewältige bzw. je
mehr er sich anstrenge. Mit der Aktivierung der Hypophysen-
Nebennierenrinden-Achse und der Freisetzung von Glucocorticoiden sei um so mehr zu rechnen, je mehr ein Individuum
Distreß bzw. Kontrollverlust erlebe.

Selye (1981) definiert Streß sehr allgemein als die unspezi-
fische Reaktion des Körpers auf irgendeine Anforderung und
differenziert im weiteren zwischen "Eustreß" und "Distreß",
zwischen angenehmen Streß, der gesundheitförderlich sein
könne, und solchem Streß, der unangenehm ist und zu Krankheiten führen könne. In dieser grundlegenden Definition wird
die enge Verbindung von "Stressor" und Streßreaktion deutlich, mit Hilfe der Begriffe "Eustreß" und "Distreß" können
Beziehungen zwischen Stressor und Streßreaktion differen-
zierter beschrieben werden. Entscheidend ist bei dieser
Sichtweise, daß der gleiche "Stressor", d.h. die gleiche Situation bei unterschiedlichen Individuen, aber auch bei ein
und demselben Menschen je nach aktueller Lebenssituation,
aktuellem interpersonellem, intrapsychischem und somatischem
Zustand verschieden wirksam sein kann, d.h. positiv oder
aversiv getönte Erlebens- und Bewältigunszustände zur Folge
haben kann.

Frankenhaeuser (1986) mit ihrer Unterscheidung zwischen
"effort" und "distress" fand Belege, daß "effort" mit einem
kräftigen Adrenalinanstieg und schnellem Wiederabfall ver-

bunden ist, "distress" begleitet ist von Gefühlen der Angst
und Hilflosigkeit und dem Anstieg von Cortisol.
Berk et al. (1989) induzierten mittels eines humorigen Vide-
os heiteres Lachen als ein positives emotionales eustresso-
risches Geschehen bei fünf Personen. Im Vergleich zu einer
Kontrollgruppe fiel das Serum-Cortisol der experimentellen
Gruppe schneller unter die Base-Line ab.
Die immuninhibierende Wirkung von Glucocorticoiden ist gut
belegt (Claman 1972, Munck et al. 1984). In einer Literaturübersicht zur endocrinen Regulation des Immunsystems betonen
Kiess & Belohradsky (1986), daß stimulierende oder auch in-
hibierende Interaktionen zwischen ZNS, Immunsystem und endo-
crinem System den homeostatischen Hintergrund für den Aufbau
einer Zellabwehr bilden.
Kirschbaum (1991, S.18) faßt die Wirkung von Cortisol auf
das Immunsystem zusammen: Cortisol wirkt hemmend auf die An-
tikörpersynthese, die Phagozytose, die Lymphozytenprofilera-
tion, die Natürlichen Killerzell-Aktivität, die IL-2 Produktion und die Prostaglandinproduktion.
Allerdings muß von einem komplexen funktionellen Zusammenhang zwischen Corticosteroiden und Immunsystem ausgegangen
werden. Dies zeigt sich darin, daß kurz nach Gabe einer therapeutischen Dosis (Prednison - 60 mg über 14 Tage bzw. 20mg
alle sechs Stunden für 5 Tage) eine Erhöhung der Immunglobu-
lin-Konzentration im Serum, gefolgt von einer Phase der ver-
minderten Konzentration, festgestellt wurde (Cupps et al.
1984) und Jemmott & Locke (1984) allgemein feststellen, daß
Streßhormone auch immunstimulierend wirken können.

Besedovsky et al. (1985) wiesen nach, daß in vitro stimu-
lierte Lymphozyten von Ratten einen "glucocorticoid increasing factor (GIF) " produzieren, der in vivo den
Cortikosteron-Spiegel im Blut erhöht und so möglicherweise
überschießende immunologische Reaktionen verhindert.
Sie zeigten außerdem, daß auch subpyrogene Dosen von Inter-
leukin 1 eine starke ACTH- bzw. Corticosteron-Ausschüttung
provozieren (Besedovsky & Del Rey 1986 und 1987, Berkenbosch
et al.1987).

Besedovsky & Del Rey (1991) schlagen vor, von einem systemi-
schen Netzwerk mit immuno-neuro-endokrinen Interaktionen
auszugehen, womit das Konzept eines selbständigen, abge-
schlossenen und sich selbst kontrollierenden Immunsystems
abgelöst würde. Für ein solches Netzwerk formulieren sie
drei biologische Implikationen:
"1. Das Immunsystem verhält sich wie ein rezeptorisches
Sinnesorgan, das zentrale neuroendokrine Strukturen über an-
haltende Immunantworten bezüglich fremder, eigener und modifizierter eigener Antige informiert. Afferente Signale, von
immunologischen Zellen stammend, können einige Gehirnfunk-
tionen und unter ZNS-Kontrolle stehende Mechanismen beeinflussen.
2. Immuno-neuroendocrine Schaltungen unterstützen die Regulation der Immunantwort.
3. Das Immunsystem hat durch seine Kapazität, hormonähnliche
Substanzen zu produzieren, teil an der Kontrolle von Regu-
lierung des Wirts, zum Beispiel der metabolischen Regulie-
rung während infektiöser, entzündlicher und neoplastischer
Prozesse." (S. 590).

Daruna & Morgan (1990) sprechen von psychosozialen Faktoren,
die, mit verminderter Immunantwort und Zuständen wie Arousal, Angst und negativen Affekten einhergehend, wiederum mit
gesteigerter neuraler Aktivität im lymbischen Kreislauf unter Einbeziehung der Amygdala und des Hippokampus verbunden
seien. Dabei würde ein Ungleichgewicht in der neocortikalen
Aktivität zugunsten der rechten Gehirn-Hemisphäre deutlich.
Verlängerte Perioden verminderter Immunreaktivität würden
nicht nur eine Verstärkung der Downregulierung neuroendocri-
ner Signale in Richtung zum Immunsystem sondern auch eine
simultane Interferenz mit der Aussendung korrektiver Feed-
back-Signale vom Immunsystem zum Gehirn zur Folge haben.
Diese Interferenzen könnten nach Meinung der Autoren in die
Dysregulation zentraler noradrenerger Neuronen hineinwirken.

4.2 ERGEBNISSE PSYCHONEUROIMMUNOLOGISCHER STUDIEN

Ausgehend von den Forschungsergebnissen bezüglich Streß und
Immunologie spekulieren Kiecolt-Glaser & Glaser (1991), daß
die mit Distress verbundene Immunsuppression wahrscheinlich
wichtige gesundheitliche Konsequenzen für diejenigen Individuen habe, deren Immunfunktion bereits vor Angriff eines
Stressors herabgesetzt ist, weil weitere suppressive Veränderungen die Immunfunktionen unter ein kritisches Level sen-
ken können.

Geiser (1989) stellt in einer umfassenden Übersicht zu Arbeiten über psychosoziale Einflüsse auf die menschliche Im-
munität fest, daß alle Arbeiten darauf hinweisen, daß nicht
nur die Intensität eines Stressors sondern vor allem auch
Frequenz und Dauer sowie individuelle Bedingungen erfaßt
werden müssen, da z.B. Alter, Ernährung und Gewicht, Betäti-
gung, Schlaf, Persönlichkeit und Copingstrategien, Einsam-
keit bzw. "Social Support" Immunfunktionen beeinträchtigen.
Dies betonen auch Cohen et al. (1991), wenn sie Persönlich-
keitsmerkmale wie "Introversion und Extraversion" als Prädiktoren für Infektionsanfälligkeit angeben, ebenso Kennedy
et al. (1990), die immunologische Veränderungen durch die
Art interpersonaler Beziehungen moderierbar ansehen.

Biopsychosoziale Wechselwirkungen auf Krankheitsverläufe
Daß auch der Verlauf von Erkrankungen psychosozial-immuno-
logisch beeinflußbar ist, wird vor allem in der Aidsfor-
schung ausführlich behandelt. Für den Verlauf akuter Erkrankungen seien aus dem Gießen-Berliner Hepatitisprojekt der
Arbeitsgruppe um Klapp & Scheer einige jüngste Ergebnisse
aus der in Vorbereitung befindlichen Dissertation von Rose
hervorgehoben: die initialen charakteristischen Oberbauchbe-
schwerden korrelierten mit der immunologischen Aktivität.
Dabei ließen sich die Patienten in Gruppen unterteilen (clu-
stern) von "normalen Kranken" mit stimmigen Beziehungen zwischen biomedizinischen Befunden und Beschwerden und eine

Gruppe von "scheinbar Gesunden" mit wenigen Beschwerden trotz schwerer Organschädigung. Die "scheinbar Gesunden" heilten signifikant langsamer ab, zeigten gleichzeitig mehr Züge von Hoffnungslosigkeit, wünschten gefügiger und angepaßter zu sein und bezogen die Erkrankung weniger auf eigene Lebensführung und eigene Gefühle als die "normal Kranken".

Makinodan & Kay (1980) stellen die **Altersabhängigkeit des Immunsystems** heraus und zeigen, daß Serum-IgA- und -IgG-Levels mit zunehmendem Alter steigen. Krishnaraj & Blandford (1987) berichten von einer gesteigerten Natural Killer Cell-Aktivität bei Individuen über 80 Jahren. Naliboff et al. (1991) konnten Unterschiede in den immunologischen Reaktionen bei jüngeren und älteren Erwachsenen unter kurzem Labor-Streß zeigen und formulieren die Möglichkeit eines altersabhängigen Defizites in der NK-Aktivierung bei umweltbezogenen Anforderungen.

Neuroendokrinologische Veränderungen und Depression
Delbende et al. (1992) sehen die neuronalen, neuroendocrinen und humoralen Verbindungen in der Regulation von streß-induzierter Sekretion von Corticosteroiden im Zusammenhang einer Hypothalamus-Hypophysen-Nebennierenrinde-Achse und vermuten, daß Corticosteroide selbst ihre eigene Sekretion modulieren können. Weiss (1992) referiert die Literatur zu Depression und Immunkompetenz und stellt heraus, daß das Verhältnis von Streß und Immunsuppression sehr komplex sei, auch weil Depression sowohl als Folge von Streß oder als Stressor selbst begriffen werden könne.

Angst und Allergie
Schmidt-Traub & Bamler (1992) diskutieren den Zusammenhang von Panik/Agoraphobie (DSM-III R) und Allergie/Anaphylaxie (IgE-vermittelte Sofortreaktion) und fanden, daß drei Viertel von 23 Panik-und Agoraphobiepatienten sich als allergologisch behandlungbedürftig erwiesen. Davon ausgehend sprechen sie von einer Verbindung von Panik und Agoraphobie mit

heftigen Abwehrreaktionen des Immunsystems, wogegen sie bei
50 Allergikern vom Typ 1 kein erhöhtes Vorkommen von Panik-
oder Agoraphobieerleben fanden.

Wiedenfeld et al. (1990) untersuchten den Effekt einer
Selbstwirksamkeitsintervention bei 20 Schlangenphobikern:
Die Ergebnisse ihres intraindividuelles Design unterstützen
die Hypothese, daß Immunfunktionen durch Übungen zur Kontrolle des Stressors moduliert werden.

Checkley (1992) untersuchte neuroendocrine Mechanismen bezüglich depressiver Einbrüche bei "life-events" und postuliert, daß Streß eine Depression über genuine corticosteroide Aktionen triggere.

**Psychologische oder psychotherapeutische Interventionen und
Immunparameter**

Im folgenden werden die Arbeiten angeführt, die sich mit der
Frage nach immunologischen Veränderungen im Zusammenhang mit
einer Intervention bzw. Gruppensituation befassen.

Arbeiten, die speziell Veränderungen der Immunglobuline A im
Speichel (sIgA) untersuchten, sind in einem speziellen Ab-
schnitt zusammengefaßt.

Kiecolt-Glaser et al. (1985) teilten motivierte Bewohner eines Altenheimes nach Zufall drei Gruppen zu; mit Gruppe 1
wurde in 12 Sitzungen ein **Entspannungstraining** durchgeführt;
Gruppe 2 erhielt zwölfmal Besuch von Studenten, beide Bedingungen dauerten jeweils 45 Minuten in einem Zeitraum von einem Monat. Gruppe drei diente als Kontrolle. In der Relaxa-
tionsgruppe gab es nach einem Monat einen deutlichen Anstieg
der NK-Zellenaktivität sowie niedrigere Antikörpertiter gegen Herpes-simplex-Viren, bei dem Mitogen-Stimulationstest
gab es keine gruppenspezifischen Effekte. Offen bleibt die
Frage, inwieweit der Anstieg der NK-Zellaktivität eine Folge
des Entspannungstrainings und/oder der Gruppensituation ist.

Eine Verbesserung von Immunwerten konnten Polonsky et al.
(1985) durch besondere Trainingsanweisungen für Asthmapa-
tienten nachweisen. Prüfparameter waren psychologisch der
Grad der emotionalen Hemmung im Training, immunologisch die
Histamin-Sensitivität, die Funktion der Suppressor-T-Zellen
als Index für die immunologische Überaktivität des Asthmapa
tienten. Bei einer erfolgreichen Bewältigung des Trainings
und bei geringer emotionaler Hemmung fand sich eine verbes-
serte Funktion der Supressor-T-Lymphozyten.

Kiecolt-Glaser et al. (1986) untersuchten Medizinstudenten
(17 Intervention, 17 Kontrolle) während ihres Examens hin-

sichtlich des Einflusses einer **Hypnose-Relaxation**-Übung. Bei
allen stieg die NK Zell-Aktivität und der Anteil an Helfer -
T-Lymphozyten. Die Autoren merken an, daß eine große Variabilität (5 zu 50) in der Anzahl der von den Studenten prak-
tizierten Übungen lag, in einer Regressionsanalyse wurde
deutlich, daß häufigeres Praktizieren der Hpynose/Relaxa-
tion-Übung mit höheren T-Lymohzyten-Werten einherging. Sie
zitieren die kombinierte Biofeedback-Relaxations-Interven-
tion mit Medizinstudenten von McGrady et al. (1992 S. 57),
die keine Unterschiede zwischen Experimental- und Kontrollgruppe zeigte.

Kiecolt-Glaser & Glaser (1992) werten die zuletzt referierten Arbeiten als Bestätigung ihrer Annahme eines geringen
Einflusses von Streß-reduzierenden Interventionen bei einer
gesunden, ungestreßten, jungen Population, wobei sie mit
letzterer offenbar die Studenten meinen. Sie formulieren
pointiert, daß dann, wenn ein individuelles Immunsystem be-
friedigend funktioniere, es nicht möglich sein dürfte, dieses über einen normalen Level anzuheben; wenn dies doch möglich sei, müsse man eher von einer schlechten Adaptionsfä-
higkeit ausgehen.

Als Problem bleibt, daß bislang keine Norm-Werte festgesetzt
werden können. Darüberhinaus finden sich verschiedene individuelle Reagibilitäten bei verschiedenen Parametern, so daß
Gruppen von minor-, medium und major-Responder auf immunologische Reize gebildet werden können (Eckstein, persönl. Mit-
teilung).

Pennebaker et al. (1988) untersuchten die Verbindung von
Selbstenthüllung (self-disclosure) und Immunfunktion. Fünf-
zig Studenten/innen wurden in zwei Gruppen randomisiert, wobei Gruppe 1 an vier aufeinanderfolgenden Tagen jeweils über
traumatische oder problemhafte Erfahrungen, Gruppe 2 über
triviale Ereignisse und Erfahrungen schreiben sollten. Die
Individuen, die über Traumatisches oder Problembehaftes
schrieben, zeigten eine höhere Mitogenantwort im Bezug auf
die Baseline-Werte. Es zeigte sich, daß die mittlere Anzahl
der Besuche dieser Personen im Gesundheitszentrum nach der
Studie weniger wurden, während die Kontrollgruppe häufiger
Hilfe suchte. Wichtig erscheint, daß diejenigen, die zuvor
noch keiner anderen Person ihr Problem mitgeteilt hatten,
eine bessere Lymphozytenprofilerationsantwort zeigten, als
diejenigen, die zuvor über ihre Erfahrungen mit anderen besprochen hatten.

Die Untersuchung zeigt, daß die Aufgabe, also Herausforde-
rung/Streß, persönliche Probleme erstmals zu beschreiben,

immunologisch positiv wirken kann, und daß eine Adaptation
bei Wiederholung zu beobachten ist.

Kropiunigg et al. (1990) untersuchten gruppendynamische
Prozesse und fanden kurze und längerfristige immunologische
Veränderungen bei Medizinstudenten. Im Gruppendurchschnitt
wurde das Immunsystem zwar angeregt, doch bei Personen vom
Helfer- oder Anlehnungstypus sanken unter Streß die T-Hel-
fer/Induktor-Lymphozyten, während bei Leistung-orientierten
die T-Suppessor/zytotoxischen Lymphozyten anstiegen. Bemerkenswert ist hierbei die Korrelation unterschiedlicher immunologischer Zielzellen mit Persönlichkeits- bzw. Verhaltens-
merkmalen.

**Auswirkungen der Komplexität der bio-psycho-sozialen Wech-
selwirkungen auf die Untersuchungsergebnisse**

Kropiunigg (1990, S.98) gibt eine Übersicht von Studien zu
akutem psychosozialem Streß und Veränderungen im Immunsystem, bei denen unter gleichen Streßbedingungen ein Intra-
gruppenvergleich vorgenommen wurde. Kropiunigg folgert, daß
von einer Triade der Faktoren Situation (Prüfung, Arbeit,
Therapie etc.) Person (intrapsychische Struktur und Dynamik)
und biologisches System (z.B. Immunsystem) ausgegagen werden
müsse, wobei er Situation und psychische Struktur primär assoziiert sieht (Trauer und Depression; neue Situation und
Angst) und erst in dieser Konstellation von einer modulato-
rischen Wirkung auf das Immunsystem ausgeht (Kropiunigg
1990, S.103).

Das hieraus resultierende Problem für Untersuchungsdesigns
unterstreichen Kiecolt-Glaser & Glaser (1992) unter Hinweis
auf die Arbeiten von Schleifer et al. (1989): Schwierigkeiten der Messung immunologischer Parameter ergäben sich daraus, daß es "normale" Werte nicht gäbe, und z.B. 85% der Varianz eines "Between-Gruppen-Unterschiedes" auf einen "measurement occasion factor" zurückgeführt werden könnten; um
systematische Bias zu verhindern, schlagen sie vor, Mitglieder verschiedener Gruppen zum Zeitpunkt der Probengewinnung
zu vermischen.

4.3   IMMUNGLOBULIN A IM SPEICHEL (sIgA) ALS INDIREKTER
EMOTIONALER PARAMETER

4.3.1   PHYSIOLOGISCHE GRUNDLAGEN

Stead et al. (1991) beschäftigen sich eingehend mit den Im-
muneigenschaften der Schleimhäute und zweifeln daran, daß
aufgrund der komplexen zellulären und molekularen Prozesse
in vitro durchgeführte Experimente die in-vivo-Situation angemessen abbilden. Sie vermuten, daß Veränderungen in der
vaskulären Durchlässigkeit, der Ausschüttung und der
Leukozyten-Molekül-Adhesion, die aus einer Migration der Im-
munzellen bei Verletzung resultieren, möglicherweise mehr
Bedeutung haben als die Aktivierung der Protein-Synthese und
Vermehrungsvorgänge.
Sie verweisen auf Bienenstock & Befus (1980), die das sekretorische IgA, - komplexbildend mit luminalen Antigenen und
somit ein Eindringen verhindernd - , als die wichtigste immunologische Barriere der Schleimhautoberfläche betrachten.

IgA-produzierende-Plasma-Zellen bilden die vorherrschende
Lymphoid-Population in der Mucosa Lamina Propria (Brandtzaeg
et al. 1988; Selby et al. 1981). Diese Zellen produzieren
das dimere IgA, das nachträglich durch das Epithelium trans-
portiert wird, in Abhängigkeit von der sekretorischen Komponente. Kugler (1991) beschreibt die Sekretion von Immunglobulin A wie folgt: "Aufgenommene Antigene gelangen durch das
Schleimhautepithel in Kontakt mit B-Lymphozyten der Submuko-
sa, die zur Produktion von Immunglobulin A angeregt werden.
Je zwei IgA-Monomere werden über eine J-Kette intrazellulär
miteinander verbunden . Das freigesetzte IgA-Dimer erhält
bei der Passage durch das Schleimhautepithel die sekretorische Komponente" (Kugler 1991, S.233).

Nach Kirschbaum (1991) produziert ein gesunder Organismus
infolge verschiedener Reize täglich 500 bis 1500 ml Speichel, die Speicheldrüsen werden sowohl sympathisch als auch
parasympathisch innerviert, wobei eine erhöhte Parasympathi-

kusaktivität in erster Linie zu einem Anstieg der Saliva-
flußrate führt (Vining & McGinley 1986, Vining & McGinley
1987). Bereits seit den vierziger Jahren ist bekannt, daß
verschiedene Emotionen mit Änderungen von Speichelparametern
wie Viskosität und pH einhergehen (vergl. Dunbar 1954).
Börsch (1984) und Hills (1990) sehen die Viskosität als eine
mechanische Mucusqualität beim Schutz der inneren Körper-
oberflächen. Veränderungen unter Streßeinfluß legen die Vermutung nahe, daß Veränderungen der Schleimhautimmunität auf
Erhöhung der Viskosität und damit eine weniger elastische
Schutzschicht zurückzuführen sind.

IgA im Speichel (sIgA), sezerniert vom lokalen sekretori-
schen Immunsystem der oberen Luftwege, spielt eine wichtige
Rolle bei der Infektabwehr. Nach Tomasi (1976) sind vier
Funktionen zu unterscheiden:
- Verhinderung der Anlagerung von Bakterien an die Mukosa-
  oberfläche (Mundschleimhaut);
- Erleichterung der Phagozytose durch Obsonierung,
- Virusneutralisation durch Rezeptorblockade,
- Toxinneutralisation durch Antigen-Antikörper-Reaktion.
Brandtzaeg et al. (1979) fanden einen linearen Zusammenhang
zwischen serumgebundenem und sekretorischem IgA. Tomasi
(1976) fand, daß Immunglobuline der Klasse A im Serum 15%
und im Speichel 80% der Immunglobuline ausmachen.
Klosterhalfen & Klosterhalfen (1990) unterscheiden den Gebrauch von zwei durch die Methode der radialen Immundiffu-
sion bestimmten Maßen: die Konzentration und die Sekretionsrate, die sich aus dem Konzentrationsmaß x Speichelvolumen /
Zeit errechnen läßt. Bestimmt werden die Immunglobuline heute mit Radioimmunassays.
Der Terminus "Immunoassay" bezeichnet nach Kirschbaum (1991,
S.34) "verschiedene biochemische Analyseverfahren, deren gemeinsames Merkmal die Verwendung von Eiweißmolekülen mit
spezifischen Antikörpern ist. Durch die Verbindung von Antikörpern mit radioaktiv markierten Molekülen wird im 'radio-
immunologischen Assay' (RIA) eine hohe Sensitivität und Ge-
nauigkeit der Analyse möglich. Die Weiterentwicklung der Im-
munoassays erlaubt es heute, ohne aufwendige Meßgeräte Substanzen in Picogramm-Mengen zu messen" (Kirschbaum 1991, S.
34).

4.3.2 METHODISCHE PROBLEME DER SPEICHEL-IGA-BESTIMMUNG

Nach Ernst et al. (1987) sind die Reliabilitäskoeffizienten für die sIgA-Konzentrationswerte bei einem Zeitabstand von vier Tagen sehr unterschiedlich (r=.24 bis .70), für die Sekretionsraten extrem hoch (r=.94 bis .98). Mandel & Khurana (1969) und Brantzaeg (1971) berichten von einer negativen Korrelation von Speichelflußrate und sIgA-Konzentration.

Jemmott & McClelland (1989) kommen anhand einer Metaanalyse über dreizehn Arbeiten zum Sekretorischen sIgA im Gegensatz zu Stone et al. (1987) zu dem Ergebnis, daß:

1. ein Zusammenhang zwischen psychosozialen Variabeln und sIgA-Konzentrationen bestehe,
2. eine inverse Relation zwischen Speichelfluß und sIgA nicht die Betrachtung von sIgA Konzentrationen ausschliesse,
3. das Analyseverfahren des Radio-immunodiffusions-essays positiver einzuschätzen sei als von Stone et al. (1987),
4. Beziehungen zwischen sIgA-Konzentrationen und der Inzidenz akuter Erkrankungen der oberen Luftwege nachgewiesen sei (Jemmott & McClelland 1989 S. 63).

Mouton et al. (1989) sehen im Speichel IgA einen schlechten "Stress Marker". In ihrem Meßwiederholungsdesign (vier Meßwiederholungen) bei 44 Zahnmedizin-Studenten fanden sie nur für zwei Meßzeitpunkte eine Korrelation zwischen Stress-Rating und sIgA-Levels. Bei Berücksichtigung der Konzentrationswerte, der Sekretionswerte und der Speichelflußrate zeigten sich signifikante Veränderungen in den Stresslevels, der sIgA-Konzentrationen und -Sekretionsrate für alle Meßzeitpunkte. Die Speichelflußrate zeigte keine Signifikanz, eine schwache negative Korrelation fand sich zwischen sIgA und Stress-Level für den ersten Meßzeitpunkt, wobei eine höhere Korrelation für die Konzentration im Vergleich zur Sekretionsrate gefunden wurde.

In einem Review ordnet Kugler (1991) die 13 Untersuchungen zu Beziehungen zwischen emotionaler Befindlichkeit und sIgA

in drei Gruppen : 1. Querschnittsstudien (n= 3), 2. Feldstu-
dien mit Meßwiederholung (n= 6) und 3. Laborstudien mit Meßwiederholung und findet, daß in 8 von 13 Fällen nur die Kon-
zentrationrate, in 2 die Sekretionsrate und in den restlichen zwei Arbeiten beides analysiert und ausgewertet wurde.

Kugler (1991), Klosterhalfen & Klosterhalfen (1990),
Kiecolt-Glaser & Glaser (1992) und Mouton et al. (1989) kri-
tisieren die fehlende Differenzierung zwischen Sekretion und
Konzentration in den ersten Arbeiten und daß auch Vorgaben
bezüglich des Volumens bzw. des Zeitintervalls variieren.
Kugler hält einen Einfluß der Art der Speichelgewinnung auf
die gemessenen Sekretionswerte von sIgA nicht für ausge-
schlossen.
In mehreren Untersuchungen gingen Kugler et al. (1992) den
methodischen Problemen nach und untersuchten die Relation
von Sekretion von Speichel-IgA zum Alter, zu Speichelflußrate, Stimmung, Sekretion von Albumin, Cortisol und Catechola-
minen im Speichel. Sie fanden folgende Beziehungszusammen-
hänge: - mit dem Alter (hier Kinder) steigt die sIgA-
Konzentration, - mit steigender Speichelflußrate fällt die
Konzentration von sIgA ab, - aufgeregte Individuen zeigten
höhere sIgA-Konzentrationen als andere, - weitere Stimmungs-
qualitäten zeigten keinen Zusammenhang mit der sIgA-Konzentration.
Kugler interpretiert diese Ergebnisse in Parallele zu
Kiecolt-Glaser & Glaser (1992) als Hinweis darauf, daß all-
tägliche Stimungen nicht mit basalen sIgA-Konzentrations-
veränderungen verbunden seien, was bei Individuen mit "emotional disorders" anders sein könne. Da kein Zusammenhang
zwischen sIgA, S-Albumin, sCortisol, sEpinephrine oder sNo-
repinephrine gefunden wurde, geht Kugler davon aus, daß die
Sezernierungsprozesse von sIgA sich von denen jener Substanzen unterscheiden, die vom Serum in den Speichel transpor-
tiert werden. Kiecolt-Glaser & Glaser (1992) greifen die
Kritik von Stone et al. 1987 auf und berichten in ihrem Review zu Immunmodulationen durch psychologische Interventionen nicht jene Arbeiten, die das sekretorische IgA unter-

suchten, da ihrer Meinung nach die häufig ungenügend berück-
sichtigte Speichelflußrate methodisch zu Interpretationspro-
blemen führe.
Weitere methodische Probleme erwachsen aus den starken jahreszeitlichen Schwankungen von sIgA (Ernst et al. 1987, Hendrickx, 1981), weshalb die von Jemmott et al. (1983) in einem Zeitraum von mehreren Monaten gewonnenen Daten kritisch
zu betrachten sind. Bekannt sind auch tageszeitliche Schwankungen (Ferguson et al. 1973, Jenkins 1978, Dawes 1981).

Die aufgeführten methodischen Aspekte bei der Messung von
sIgA sind in den meisten Studien nicht genügend beachtet
d.h. kontrolliert und protokolliert, was die Vergleichbar-
keit verschiedener Arbeiten erheblich einschränkt. Daher
scheint es nicht verwunderlich, daß die Ergebnisse zum Einfluß emotionaler Belastungen auf sIgA sehr uneinheitlich
sind (Klosterhafen & Klosterhafen 1990, Kugler 1991). Allerdings deuten einige Untersuchungen auf eine Minderung von
sIgA-Konzentration bzw. Sekretion bei Streßbelastung bzw.
bei Angst-und Depressionszuständen hin (McClelland et al.
1982, Graham et al.1988).

McClelland et al. (1980) untersuchten 27 Männer 24 Stunden
vor und unmittelbar nach Wahrnehmungs- und Lernaufgaben und
stellten ein Absinken der sIgA-Konzentration nach dem Experiment fest. Janowski & Kugler (1987) untersuchten 30 Frauen
und Männer vor und nach einer 60 minütigen Behandlung, in
der die Patienten zur Entspannung, oder Imagination oder zu
einem Vigilanztest angeleitet wurden. Nach Relaxation und
Imagination zeigte sich im Vergleich zum Vigilanztest ein
Anstieg der sIgA-Konzentration.
Green & Green (1987) untersuchten die Veränderungen von 50
Probanden (keine Angaben zum Geschlecht) vor und nach einer
20 minütigen Intervention mit Relaxation, Visualisieren,
Massage, Liegen und Fingerberührungen und fanden nach Relaxation, Visualisieren und Massage einen Anstieg der Konzentration von sIgA nicht jedoch nach Liegen oder Fingerübun-
gen.

McClelland & Krishnit (1988) fanden einen Anstieg der sIgA-
Konzentration bei 132 Frauen und Männern nach Präsentation
des 50 minütigen "Mutter Theresa"-Film im Vergleich zu einem
Kriegsfilm.

Kugler (1990) fand keine Unterschiede in der sIgA-Konzentration oder -Sekretionsrate bei 84 Frauen und Männern nach dem
Film "Abraham", einem deutschen Dokumentarfilm von Lechleitner und Mantell (1970) über die Replikation der Milgramschen
Gehorsamkeitsexperimente oder nach einem Vortrag über "Psy-
chophysische Beziehungen", wohl aber Änderungen der emotionalen Befindlichkeit im Sinne einer Induktion situativer Depressivität und situativem Ärger.

Walschburger & Hampel (1990) haben an einer studentischen
Stichprobe geprüft, welchen Effekt eine psychologische Bela-
stungsuntersuchung im Vergleich zu einer Entspannungssitua-
tion auf psychologische Variablen und die Variablen Speichel-Cortisol und Speichel-IgA hat. Bei Mißerfolg zeigten
sich deutliche sCortisol-Konzentrationserhöhungen gegenüber
"Entspannung", in der Mißerfolgsgruppe wurde eine tendenzielle Erhöhung der sIgA-Konzentration gegenüber der Er-
folgsgruppe deutlich.

Kugler (1991) und Klosterhalfen & Klosterhalfen (1990) kri-
tisieren die bisherigen sIgA-Untersuchungen bezüglich mangelnder externer und interner Validität, mangelnder Kontrolle relevanter Drittvariablen, verschiedener methodischer Zugänge und fehlender Kontrollgruppen, die für die Uneinheit-
lichkeit der bisherigen Ergebnisse verantwortlich seien.
Auch gestatten die bisherigen Ansätze nicht, Kausalitätszu-
sammenhänge zu formulieren, für Kugler (1991) bleibt z.Zt.
auch offen, ob emotionale Belastungen die Sekretion von Immunglobuline A in den Speichel systematisch beeinflussen.

Trotzdem wird allgemein sIgA im Speichel als ein Parameter
angesehen, der sich in besonders für Felduntersuchungen an
nicht-klinischen Stichproben eigne, da Speichelproben wiederholt ohne Schmerzzufügung, nicht reaktiv - also ohne einen Streß mit eigenem Einfluß auf den zu untersuchenden Pa-

rameter - und ohne trainiertes Laborpersonal erhoben werden
können. Eine Speicheluntersuchung ist also aufgrund der geringeren
Belastung für die Probanden einer Serumanalyse vorzuziehen.
Perspektivisch erscheint eine vergleichende Betrachtung der
Sekretion und der Konzentration von sIgA sowie die Beachtung
der Speichelflußrate bzw. Speichelmenge als einem weiteren
Parameter bezüglich physiologischer und emotionaler Verände-
rungen obligat.

4.4 CORTISOL IM SPEICHEL (sCort) ALS EMOTIONAL-RELEVANTER PHYSIOLOGISCHER PARAMETER

4.4.1 PHYSIOLOGISCHE GRUNDLAGEN FÜR DAS SPEICHELCORTISOL

Cortisol gilt neben Adrenalin als "Streßhormon" par excelan-
ce. Es gilt als gesichert, daß Konzentrationsänderungen des
Speichelcortisols die Schwankungen der freien, nicht eiweiß-
gebundenen, aktiven Fraktion des Plasmacortisols wiederspie-
geln (Peters et al. 1982, Umeda et al. 1981), an dieser
Stelle sei auf die umfassende Monographie "Cortisolmessungen
im Speichel" von Kirschbaum (1991) hingewiesen.
Benjamins et al. (1992) gelang es mit Hilfe der Speichelcor-
tisolkonzentration 13 hochängstliche Zahnarztpatienten und
13 nichtängstliche Personen zu unterscheiden. Die Differenzen der Cortisollevel zwischen den beiden Gruppen war signifikant, der mittlere Cortisollevel der Ängstlichen lag fast
zweimal so hoch wie der der Nichtängstlichen.

4.4.2 METHODISCHE PROBLEME DER SPEICHEL-CORTISOL-BESTIMMUNG

Müller & Netter (1992) untersuchten methodische Aspekte der
Messung von sCortisol-Konzentration in psychophysiologischen
Experimenten. Sie fanden eine unterschiedliche Halbwertszeit
bei Plasma- und Speichelcortisol. Im Speichel zeigte die
Cortisolkonzentration im Verlauf einen 1. Gipfel nach 10-20

min und einen 2. Gipfel nach 40 min, unabhängig von Stress-
ortyp und Kontrollierbarkeit. Ebenfalls unabhängig von der
Intervention zeigte sich eine Abnahme in der mittleren
Ausgangslage-Konzentration vom 1. zum 2. Untersuchungstag.
Ihre Ergebnisse unterstreichen die Notwendigkeit, physiologische Einflußfaktoren (z.B. Latenz-Zeiten) und psychologische Gegebenheiten (z.B. Neuigkeit) zu berücksichtigen und
bei gegenseitiger Beeinflussung von "psychologisch beein-
flußten Baselinewerte" auszugehen.

Auch Pflüger et al. (1992) stellen heraus, daß es keine oder
nur sehr breit gestreute Normalwerte gibt und berichten von
der Variabilität der Messungen und der Abhängigkeit von Per-
sonenmerkmalen.

Diese Probleme finden sich allerdings für alle psychophysiologischen Variablen, die im Zusammenhang mit psychophysiologischen Untersuchungen interessant scheinen (vergl. Hörhold
1993). Behält man diese im Auge, so sind Untersuchungen gerade sinnvoll.

Dies gilt insbesondere für das Speichelcortisol (sCort), das
für psychophysiologische Untersuchungen eine Reihe von Vor-
teilen aufweist, die sich in einer Zusammenfassung bei
Kirschbaum (1991) finden. Ausgehend von Veränderungen des
Cortisolspiegels als Resultat einer Interaktion von
Personen- und Situationsvariablen bei der Venipunktur faßt
Kirschbaum (1991, S.110) in Anlehnung an Vinning & McGinley
(1986) die Vorteile, wie sie von Kugler (1991) für das sIgA
angeführt wurde, zusammen:
- die Probenentnahme ist belastungsfrei;
- es ist kein medizinisch geschultes Personal erforderlich;
- die Probengewinnung ist laborunabhängig;
- eine gleichzeitige Probengewinnung bei größeren Untersu-
  chungsstichproben ist möglich;
- Proben könen in nahezu beliebiger Frequenz gewonnen werden;
- die Lagerung /Aufbereitung der Proben ist unproblematisch
  und es besteht eine geringe Infektionsgefahr;
- es wird die biologisch aktive Hormonfraktion gemessen;
- Salivacortisol kann kostengünstiger als Serumcortisol
  analysiert werden;
- es finden deutlichere Cortisolreaktionen in Saliva als im
  Gesamtcortisolspiegel im Serum statt.

4.5 ZUSAMMENHÄNGE ZWISCHEN sIGA UND sCORTISOL

Untersuchungen zum Verhältnis von Streßhormonen und Immunologischen Parametern deuten, wie oben schon oben beschrieben, auf komplexe Zusammenhänge hin. Bezüglich der Parameter
sCortisol und sIgA geht McClelland (1982) von spezifischen
Oberflächenmembranrezeptoren der Lymphozyten für ß-adrenerge
Katecholamine aus, die bei steigender Adrenalinausschüttung
eine niedrigere sIgA-Konzentration bedingen können, vor allem bei Personen, die er als "high in need for power, high
in inhibition, and high in power stress" beschreibt (McClelland 1982, S.11).
Aufgrund der beschriebenen Komplexität und bisherigen methodischen Mängel erstaunt es nicht, wenn Janowski & Kugler
(1987), Green & Green (1987) unter Entspannungsbedingungen
Kugler (1990) und Kugler et al. (1992) unter emotionaler Belastung keine signifikanten Zusammenhänge zwischen Cortisol
und IgA im Speichel finden.

**4.6 STUDIEN ZU EINFLÜSSEN REZEPTIV MUSIKTHERAPEUTISCHER
UND IMAGINATIVER INTERVENTIONEN AUF IMMUNOLOGISCHE
PROZESSE**

Zur aktiven Musiktherapie liegen bislang keine psychoneuroimmunologischen Studien vor, allerdings solche zum **GIM**
(Guided Imagery and Music), einem von Bonny (1978) entwik-
kelten rezeptiv-musiktherapeutischen Ansatz.

Zum GIM
Dem Patienten wird unter themenbezogenen Kriterien ausge-
wählte Musik (sog. Klassik-Bereich der E-Musik) über Tonträger angeboten. Dabei ist der Rezipient aufgefordert, sich
seinen eigenen auftauchenden Einfällen und Bildern zu widmen
und diese verbal zu äußern. Die Therapiesitzung ist in vier
Phasen gegliedert: 1. Einleitung und Entspannungsinduktion,
2. Fokussierung, 3. Phase des Musikhörens und 4. Phase der
verbalen Integration, in der mit dem "Material" des rezepti-

ven Teils gearbeitet wird.
Mit Hilfe rezeptiver musikalischer Stimuli sollen also ähnliche Aufmerksamkeitsprozesse wie die in der freien Assoziation, dem Traum oder dem Tagtraum angeregt werden. Dieses
Verfahren findet überwiegend im Einzeltherapiesetting Anwendung. Im Gegensatz zu differenzierten Analysen, warum welche Musik
wie wirkt - wie z.b. bei Leuner (1974), Gembris (1985a) oder
Spintge & Droh (1992) - scheinem bei diesen Ansatz die Kriterien für die Auswahl der Musikstücke noch wenig systemati-
siert. Bonny (1978, S.26) zählt fünf Aspekte der Musik auf,
die ihrer Meinung nach den stärksten Einfluß beim GIM ausüben, die sie jeweils als ein Kontinuum mit zwei Extrema betrachtet sehen möchte: 1. Tonhöhe, 2. Rhythmus und Tempo, 3.
vokale oder instrumentale Arrangements, 4. Melodie (lineare
Linie) und Harmonie und 5. Timbre (Farbe). Sie verweist auf
Leuner (1974), der mit seiner Methode des musikalischen katathymen Bilderlebens ebenfalls darauf zielt, die Zensur-
schranke gegenüber unbewußten Strebungen und Ängsten schnell
und deutlich aufzuheben und der, wie eingangs dargelegt,
eine Erklärung zum überwiegenden Gebrauch von klassischer
Musik gibt (siehe S.15).

Untersuchungen zu Imagination, GIM und Immunparametern
Rider et al.(1985) berichten, daß rezeptives Musikerleben
immunologische Prozesse beeinflußt; sie untersuchten den Effekt von Musik, gelenkter Imagination und progressiver Muskelentspannung nach Jacobsen (Jacobsen 1938) auf adreno-
corticosteroide Prozesse und ihre Rückwirkungen auf zirka-
diane Rhythmen.
Es wurden Urinproben und Körpertemperatur von schichtarbei-
tenden Krankenschwestern in einem einmonatigen Zeitraum im
vier- bis fünftägigem Intervall analysiert und protokolliert. In einem Vergleich einer "Gruppe(1) mit Musik" und
einer "Gruppe(2) ohne Musik" fanden sie, daß die Amplitude
des kortikosteroiden Rhythmus an Tagen "mit Musik" abfiel,
daß an diesen Tagen ein größerer Grad an Veränderungen ("en-
trainment") bezüglich der Körpertemperatur und der kortico-
steroiden Prozessen zu verzeichnen ist.
Sie vermuten, daß das Potential von Musik/Imagination darin
begründet liege, daß der Hypothalamus enge Verknüpfungen mit

dem limbischen System besitzt. Rider et al. verweisen auf
Achterberg & Lawlis (1980), die das fronto-limbische System
als das Zentrum emotionaler Prozesse, der Bildgestaltung,
der motorischen Kontrolle und der Gedächtnisspeicherung beschreiben.

Die Beziehung zwischen musikgeleiteter Vorstellung und progressiver Muskelentspannung und Gesundheit sehen sie in einem Mechanismus begründet, der eine (neurale) hypothala-
misch-frontal-limbische Schleife mit einer (neuroendokrino-
logischen) hypothalamisch-immunologischen Schleife verbindet
(siehe auch Rider & Achterberg 1989; Henderson 1983; Hanser
1985, 1988; Pulliam et al.1988).

Gembris (1985a, S.165ff.) betont, daß bevor akustische Informationen in die Hörrinde (in die primär akustische, se-
kundär akustische und weitere Rindengebiete) gelangen, bereits eine Kette von Schalt- und Verarbeitungsstadien durch-
laufen haben, wobei bereits unbewußt unwillkürliche Reaktionen ausgelöst wurden, z.B. im Bereich der unwillkürlichen
Motorik.

In einer Folgestudie fanden Rider & Weldin (1990) signifikant höhere Werte von Speichel-IgA in einer Gruppe nach ge-
leiteter Imagination bei Life-Musik gegenüber einer Gruppe,
die nur Life-Musik rezipierten sowie einer Kontrollgruppe.
Sie vermuten, daß die Präsentation von Life-Musik effizien-
ter sei als die von "Musikkonserven", da der Hörer durch die
individuelle Erwartungshaltung und identifikatorische Prozesse mehr involviert sei.

Zachariae et al. (1990) untersuchten 10 gesunde Personen,
denen an zehn Tagen eine kombinierte Entspannungs-GIM-
Sitzung angeboten wurde. Sie fanden keine Veränderung in der
Zusammensetzung der Leukozyten aber einen signifikanten Anstieg der Natural Killer-Zellen. Sie problematisieren, daß
ihr Design nicht klären könne, ob dieser positive Einfluß
auf das Immunsystem Folge der Entspannung, der Imagination
oder andere (interpersonaler) Einflüsse sei.

Hier ist trotz fehlender immunologischer Parameter auf eine
GIM-Untersuchung von McKinney (1990) hinzuweisen: Die Musik

hatte zwar keinen signifikanten Einfluß auf Anzahl und Art
der Bilder, auf die Lebendigkeit sowie den Aktivitätsgrad
der Imaginationen, wohl aber zeigte eine kovariate Analyse
der Creative Imagination Scale (Wilson & Barber 1978), daß
die Musik signifikant die Intensität der erfahrenen Gefühle
steigerte.

Tsao et al. (1989) untersuchten den Einfluß von Musik, Imagery und kombinierter Musik-Imagery auf das Immunsystem bei
99 Collegestudenten. Die Gruppen mit Musik und Imagery al-
lein zeigten signifikante Anstiege der sIgA-Levels, die
Gruppe mit kombinierter Therapie nicht. Als wichtig stellen
sie den beobachteten signifikanten Abfall von sIgA in der
Kontrollgruppe herraus, der auf einen Anpassungvorgang hinweisen könnte.

Scartelli (1992) und Maranto & Scartelli (1992) meinen, daß
Musik durch ihre Potenz, eine Person sowohl auf der "biomedizinischen" als auch der "psychosozialen" Seite individuell
simultan anzusprechen, einen wichtigen Beitrag zur Gesundheit leisten könne, wenn es gelinge, jeweils die richtige
Musik auszuwählen.

Charnetski et al. (1989) fanden bei der Präsentation von
Dur-und Moll-Musik verschiedene Effekte auf das sIgA: Dur-
Musik steigerte die sIgA-Konzentration signifikant während
Moll-Musik oder Raumlärm die sIgA-Konzentration nicht signi-
fikant veränderten.

4.7 AUSBLICK

Im Hinblick auf die nachfolgende empirische Untersuchung sei
festgehalten, daß:
- eu- bzw. distressorische Prozesse psychoneuroimmunologisch
  relevant sind: während bei eustressorischen Interventionen
  (Situationen) mehrheitlich eine positive Beeinflussung der
  Immunfunktion festgestellt wurde, fand sich bei Distreß
  eher eine Immunsupression bzw. die verminderte Reaktion

der gemessenen Immunparameter.

- von einer komplexen Wechselwirkung zwischen endokrinologi-
schen und immunologischen Prozessen auszugehen ist,
- gesunde Individuen bei intakten Regulationsmechanismen
eher begrenzte immunologische Beeinflussung durch Alltag-
Streß oder diesem analoge Untersuchungsexpositionenn zeigen werden,
- die Aussagekraft von Konzentration bzw. Sekretion von Immunglobuline A im Speichel als emotionaler-immunologischer
Parameter aufgrund der noch unzureichend geklärten Sezernierungsprozesse nicht eindeutig beantwortet werden kann;
die Speichelmenge deshalb als moderierender Parameter mit-
erfaßt werden sollte,
- keine Normwerte für die sIgA-Konzentration oder die sCortisol-Konzentration definiert werden können,
- Ergebnisse im rezeptiven Bereich der Musiktherapie darauf
schließen lassen, daß auch in der aktiven Musiktherapie
die Immunkompetenz positiv beeinflußt wird.

5. ALLGEMEINES UNTERSUCHUNGSKONZEPT

5.1 FRAGESTELLUNG

Die für das rezeptive Musikerleben gefundenen immunologischen Veränderungen lassen erwarten, daß sich auch in der
aktiven Musiktherapie Veränderungen immunologischer Parameter finden lassen. Die Erfahrung zeigt, daß sich musiktherapeutische Sitzungen für die Patienten jeweils unterschiedlich gestalten. Wir erwarten, daß sich zwei prototypische
Verarbeitungsformen unterscheiden lassen, die psychoneuroimmunologisch relevant erscheinen.

In Anlehnung an Frankenhaeuser (1986) kann
(a) eine offene, eher optimistische Auseinandersetzung mit
    den Angeboten der Musiktherapie (Eustreß) von
(b) einem passiv-hinnehmenden oder sich entziehenden Verhal-
    ten als Hinweis für bestehende Überforderung oder Hilf-
    losigkeit (Distreß) unterschieden werden.

Diese zwei Verarbeitungsformen sind sehr situations- bzw.
sitzungsabhängig und treten individuell wechselnd auf.
Es wird erwartet, daß sich im Verlauf der Behandlung durch
die musiktherapeutischen Erfahrungen die Verarbeitung inten-
siver und stärker im emotionalem Erleben und der Interaktion
abbilden, was in eine offenere Auseinandersetzug mit und in
der MT münden wird.

Die hier vorgestellte empirische Studie beschreibt und analysiert psychologische und immunologische Prozesse bei aktiver Musiktherapie mittels eines psycho-physiologischen Un-
tersuchungsganges. Befindlichkeiten, immunologische Indikatoren und Therapie-Erleben werden mit hierfür entwickelten
oder ausgewählten Instrumenten registriert und einer Analyse
von Wechselbeziehungen zugänglich gemacht.
Das Kollektiv rekrutiert sich aus stationären Patienten der
Abteilung für Psychosomatische Medizin und Psychotherapie

des Universitätsklinikums Rudolf Virchow Berlin, die zweimal
wöchentlich an Musiktherapiesitzungen von je 1 1/2 Std. Dauer als einem von mehreren Behandlungsangeboten teilnahmen.
Tabelle I (s.Anhang S.1) zeigt die Heterogenität des stationär behandelten Kollektivs aus den Jahren 1989 bis 1992.

Die Studie untersucht die selbsteingeschätzte Befindlichkeit
der Teilnehmer, das Therapieerleben, physiologische (Spei-
chel-) Parameter und deren Veränderungen über die Musiktherapie unter folgenden Fragestellungen:

1. Lassen sich Zusammenhänge auffinden zwischen:
   - aktueller Stimmungslage und Musiktherapieerleben,
   - einzelnen Befindlichkeitsdimensionen (Stimmungen) und
     Speichelparametern und
   - MT-Erleben und Speichelparametern?

2. Zeigen sich (gruppenstatistisch) Veränderungen
   - in den Stimmungen,
   - im Therapieerleben und
   - in den physiologischen Parametern
     über die einzelnen Therapiesitzungen (vor-MT/nach-MT-
     Sitzung) sowie über den Verlauf mehrerer Sitzungen hin-
     weg?

3. Finden sich Zusammenhänge zwischen Veränderungen
   - im Erleben und immunologisch-endokrinologischen Parame-
     tern oder (psycho-physische Kovariation)
   - lediglich Veränderungen in einer Dimension: entweder in
     der physiologischen oder psychologischen (psycho-
     physische Entkopplung)?

4. Sind die in der Musiktherapie ausgelösten Prozesse in der
   psychischen und physiologischen Dimension vorzugsweise
   - eustressorisch im Sinne bewältigbarer Anforderungen bei
     körperlicher Stabilisierung zu bewerten oder finden sich
     Hinweise auf

- distressorische Prozesse im Sinne anhaltend nicht bewältigbarer Anforderungen bei körperlicher Destabilisierung?

5. Wie gestalten sich die individuellen Verläufe vor dem
Hintergrund von Gruppenergebnissen? Finden sich Hinweise
auf eu- bzw. distressorische Bewältigungsmuster im Zusammenhang mit den Phasen der stationären Therapie (Aufnahmephase / Mittelphase/ Entlassungsphase), in denen sich
die Patienten im Untersuchungszeitraum befinden? Lassen
sich mit dem Untersuchungsansatz individuelle Bewälti-
gungs- und Reaktionsmuster auffinden?

5.2. GESTALTUNG DER MUSIKTHERAPIESITZUNGEN

Wie eingangs beschrieben, stehen den Patienten und der Therapeutin Instrumente, zumeist aus dem Orff'schen Formen-
kreis, und die Stimme als Ausdrucksmöglichkeiten zur Verfügung. Im Ablauf einer Musiktherapiestunde wechseln sich Phasen musikalischer Aktion in der gesamten Gruppe, in Unter-
guppen, zu zweit oder solistisch mit Phasen verbaler Reflektion ab; während der musikalischen Aktion soll nicht gesprochen werden. Jeder Teilnehmer hat die Möglichkeit, mit einem
zu Beginn der Stunde gemeinsam festgelegten, den Schluß an-
zeigenden Instrument die musiktherapeutische Improvisation
zu beenden, falls er sich überfordert fühlt.

Die Patienten sind aufgefordert, Themen, Wünsche, Bilder und
Problembereiche anzusprechen, diese werden musikalisch auf-
gegriffen und in thematisch gebundenen Improvisiationen anhand von Spielregeln fortgeführt (s. Kapitel 2.3.2).
Die erste Spielsequenz der Stunde ist häufig ungebunden und
hat zum Ziel, musikalisch hörbar zu machen, womit die einzelnen Patienten in die Sitzung kommen, und im Spiel einen
musik-vermittelten "Eindruck" über die aktuelle Gruppensituation zu gewinnen.
Anzahl und Dauer der Spielphasen, der verbalen Reflektions-
phasen sowie Art der Themenbezogenheit und Spielregeln ge-

stalten sich von Stunde zu Stunde und von Improvisation zu
Improvisation unterschiedlich. Im jeweils letzten Drittel der 1 1/2 stündigen Sitzung haben
die Patienten die Möglichkeit, auf rezeptive bzw. konventio-
nellere Musikformen zurückzugreifen. Sie können ein Musik-
stück/Lied beliebiger Gattung auf Tonträger mitbringen oder
ein Lied wünschen, das gemeinsam gesungen wird. Von diesem
Angebot wird sehr unterschiedlich (häufig) Gebrauch gemacht;
wenn es geschieht, so folgt diese Sequenz in der Regel dem
improvisatorischen Teil.

Die Einbeziehung "rezeptiver", "strukturierter" Elemente
trägt der Erfahrung Rechnung, daß häufig in diesen Formen
ein Stück Lebensgeschichte der einzelnen Patienten codiert
ist (Muthesius 1990), und die Hör- bzw. Musikgewohnheiten
der Individuen oftmals einen zentralen Raum im Alltag - speziell in Spannungszuständen und deren Regulierungsversuchen
- einnehmen. Im Unterschied zu anderen rezeptiven Musikthe-
rapieansätzen ist es hier wichtig, daß die Patienten ausdrücklich "ihre" Musik mitbringen sollen.

Den einzelnen Patienten stehen in ihrer letzten Musiktherapiestunde vor Krankenhausentlassung explizit Zeit und Raum
zur Verfügung, mit all diesen musiktherapeutischen Elementen
etwas zu gestalten. Dieses "Ritual" leitet sich aus der Beobachtung her, daß nicht wenige stationäre Patienten versuchen, der Abschiedssituation mit ihren negativ-getönten Emotionen wie Angst, Trauer, Unzufriedenheit, Schuldgefühlen
u.a.m. auszuweichen. Mit diesem Angebot eröffnet sich zudem
die Möglichkeit, individuell ein Musiktherapie-Resümee in
der Gruppe zu ziehen.

Bei der Integration rezeptiver und aktiver Elemente bleibt
das Kernstück der Musiktherapie die freie Improvisation.

Die Musiktherapie fand zur Zeit der Studie im Frühsommer
1990 zweimal in der Woche jeweils montags und mittwochs, von
16.30 bis 18.00 Uhr, statt.

An allen Wochentagen finden, neben einer morgendlichen Visi-
te - die die Stationsärzte, Oberärzte oder der Leiter der
Abteilung durchführen -, mehrere therapeutische Veranstal-

tungen statt, wie Kunsttherapie, Musiktherapie, Bewegungstherapie, Autogenes Training, verbale Gruppentherapie. Darüber hinaus nehmen die Patienten noch individuell unterschiedliche Einzelpsychotherapien sowie medizinische Unter-
suchungstermine wahr.
Die Montag-MT-Sitzung schloß z.B. zeitlich eng an die verbale Gruppentherapie an. Mittwochs fand die verbale Gruppentherapie morgens zwischen 10.30 un 12.00 Uhr statt, bis zur
MT um 16.30 fanden keine weiteren Gruppentherapien statt.

5.3. DURCHFÜHRUNG DER UNTERSUCHUNG

Um die von den Patienten erlebten Stimmungen (Veränderungen)
registrieren zu können, wurde jeweils vor und nach musiktherapeutischen Gruppen-Sitzungen von den Patienten/innen der
Stimmungsfragebogen ausgefüllt und **Speichelproben** abgegeben,
nach der Therapie wurde zusätzlich ein eigens entworfener
Musiktherapiestundenbogen ausgefüllt.

Für das Vorhaben, klinische musiktherapeutische Praxis zu
untersuchen, versuchten wir Bedingungen zu schaffen, die
möglichst wenig Einfluß auf den stationären Ablauf als auch
auf den der Therapiesitzung selbst ausüben. Aus diesem Pri-
mat ergibt sich ein Design "prä/post" MT -Sitzung für die
psychologischen und die physiologischen Parameter. Um den
komplexen musiktherapeutischen Prozeß nicht zu unterbrechen
und verfremdende "kognitive" Inputs zu vermeiden, entschie-
den wir uns dagegen, während der Therapiesitzungen - vorran-
gig wäre an Messungen direkt im Anschluß an aktiv-musiktherapeutische Phasen zu denken -, psychologische Instrumente
einzusetzen,, obwohl davon auszugehen ist, daß in einem prä-
post Design bei einem Zeitraum von 1 1/2 Stunden phasenbezo-
gene Veränderungen in Abhängigkeit von der musiktherapeutischen Aktion nicht direkt erfaßt werden (Problem der Daten-
Aggregation).

Die Einengung der Wahl psychologischer Instrumente auf ein
standardisiertes Stimmungsinstrument (BSF vor-MT/nach -MT)
und den selbstkonzipierten Erlebensfragebogen (Musiktherapiestundenbogen MTStb nach-MT) erfolgte nach pragmatischen
Kritierien. Zu berücksichtigen waren die häufigen Meßwiederholungen und daraus folgend zunehmende "Complianceprobleme"
im Untersuchungsverlauf. Deshalb beschränkten wir auch die
Untersuchungsdauer. Auf die Erhebung qualitativer Daten zur
Patientenselbsteinschätzung in Form eines Interviews ver-
zichteten wir aus methodischen Gründen (ein Gespräch mit dem
Probanden über die Musiktherapie würde die Therapie ebenfalls beeinflussen), auf offene Fragen im Musiktherapiestundenbogen aus auswertungstechnischen Gründen.

Bezüglich physiologischer Parameter schienen zuerst individuelle Wiederholungsmessungen von EKG- und/oder Fingerpuls-
amplitudenableitungen im Zeitfenster einer Musiktherapiesitzung attraktiv. Nach eingehenderen Überlegungen schlossen
wir kardiovaskuläre Parameter, die ja gleichermaßen emotional endocrin-nerval als auch motorisch über Steigerung des
aeroben Muskelstoffwechsels beeinflußt werden, aus, weil
Veränderungen von Kreislaufparametern in der Musiktherapie
ebenfalls gleichermaßen motorisch wie psychisch bedingt sein
können: zeitweilig wird intensive Motorik induziert, so daß
keine Differenzierung zwischen emotionaler und motorischer
Kreislaufaktivierung möglich erscheint, zudem mit motorisch
induzierten Artefakten zu rechnen ist. Die zu der Zeit der
Studie zur Verfügung stehenden Ableitungsmöglichkeiten dieser Biosignale hätten keine Diskriminierung zwischen lokomo-
torischer oder psychischer Aktivierung ermöglicht.

Wie bereits dargestellt, erschienen Speichelproben sowohl
unter inhaltlichen als auch unter formalen Kriterien am ge-
eignesten zur Erfassung physiologischer Veränderungen.
Auf die Gruppenzusammensetzung und Gruppengröße wurde im Untersuchungszeitraum kein Einfluß genommen, was sich in jeweils anderen Gruppenzusammensetzungen bei den einzelnen
Sitzungen zeigt (s.Tabelle Ia Anhang S.3).

5.3.1 PRAKTISCHES VORGEHEN

Zwei Wochen vor Beginn der Untersuchung wurden die Patien-
ten/innen von der Musiktherapeutin über die Vorgehensweise
informiert. Die Patienten waren bereits durch die Aufnahme-
diagnostik und forlaufende wöchentliche Stimmungsprofile mit
dem Stimmungsinstrument vertraut.
Mittels eines Informationsblattes wurden sie über die Bedingungen der Speichelproben-Gewinnung aufgeklärt. Die Spei-
chelproben-Behälter waren gewogen und numeriert, nach der
Speichelsammlung wurden die Proben wieder gewogen und sofort
bei -20°C tiefgefroren.
Die Fragebögen für die prä-post-Erhebungen waren mit Namen
und Datum versehen. Speichelbehälter und Fragebögen wurden
jeweils 10 min vor Sitzung sowie direkt nach der MT-Sitzung
gesondert ausgegeben.
Zuerst war beplant, den Untersuchungsteil räumlich von der
Therapie zu trennen, was aufgrund von Raummangel und zum
Schutz der Patienten (Publikumsverkehr, Studentenunterricht,
Besprechungen in den Räumen der Poliklinik) aber nicht rea-
lisiert wurde. Vor und nach jeder Sitzung waren fünf Minuten
für das Ausfüllen der Fragen und die Speichelsammlung im Mu-
siktherapieraum vorgesehen. Auf Wunsch der Patienten wurde
aber nach mehreren Stunden das Ausfüllen der Fragebögen und
die Gewinnung der Speichelproben vor der Sitzung doch vom
Therapieraum auf den Flur davor verlegt. Dies erfolgte auf
die Patientenäußerung hin, daß die Lust zum aktiven Handeln
("Was machen") bei verführerisch bereitstehenden Instrumenten mit dem Ausfüllen der Fragebögen und der Speichelabgabe
konkurriere und die `Lust auf der Strecke bleibe`. Dieser
Wunsch der Patienten ist (im Sinne eines Zwischenergebnis-
ses) als Hinweis auf deren Sensibilität und die (leicht stö-
rende) Beeinflußbarkeit ihrer (teilweise mühsam reaktivier-
ten) emotional-affektiv geleiteten Spontanität anzusehen.

5.4 UNTERSUCHUNGSINSTRUMENTARIUM

5.4.1 BEFINDLICHKEITS- UND STIMMUNGSFRAGEBOGEN (BSF)

Ein allgemeines Problem der Stimmungsforschung ist die uneinheitliche Verwendung der Begriffe Emotion, Affekt, Gefühl und Stimmung in der englischen wie deutschen Fachliteratur; Pekrun (1988, S.96) spricht von einem babylonischen Sprachchaos.

Ewert (1983) schlägt vor, zwischen Emotionen, die er Gefühle im engeren Sinne nennt, und Stimmungen, in denen sich die Gesamtbefindlichkeit eines Menschen ausdrücke, die nicht intentional gerichtet und als Zustandserlebnisse Stunden, ja Tage anhalten können, zu differenzieren.
Innerhalb der Stimmungsforschung besteht Übereinstimmung, daß Verschlechterungen von Stimmungen wichtige Begleitphänomene oder Bedingungen psychischer und psychosomatischer Störungen sind und somit auch wichtige Indikatoren für Veränderungen im Rahmen therapeutischer Prozesse.

Zur Messung der Eingangsbefindlichkeit (vor MT) und Stimmungsveränderungen im Zusammenhang mit ausgelösten Erlebenszuständen (nach MT) wurde der mehrdimensionale Stimmungsfragebogen (MSF) von Hecheltjen & Mertesdorf (1973) eingesetzt, der in Anlehnung an die Mood Adjective Check List MACL von Nowlis & Green (1965) entwickelt wurde.
Mit diesem Instrument wurden in den letzten Jahren systematisch stationäre Patienten und Patientinnen mit unterschiedlichen Erkrankungen zu Beginn, im Verlauf und am Ende ihrer stationären Behandlung in der Abteilung untersucht.

Das Instrument fragt ausdrücklich nach der augenblicklichen Stimmung, da hierdurch Antwortverzerrungen im Sinne einer sozialen Erwünschtheit unwahrscheinlicher werden sollen.
Inzwischen liegt der MSF in einer modifizierten Fassung als Berliner Stimmungsfragebogen (BSF) (Hörhold & Klapp 1993) vor. Die Auswertung der 58 Items der Ursprungsfassung, die den Patienten vorlag, erfolgt auf der Grundlage der neuen

Faktorenstruktur, die eine 6-faktorielle Lösung auf der Basis einer reduziertern Anzahl von 30 Items, entgegen der vorherigen 12 faktoriellen Lösung vorsieht. Die sechstufige Skalierung des MSF (bestimmt nicht; weiß nicht; etwas; mittel; stark; sehr stark) wurde beibehalten.
Variablen sind die Punktescores auf den 6 Stimmungsfaktoren (-Subkkalen, Stimmungsdimensionen).

Die **Faktorenbezeichnungen (Subskalen)**:
1. Gehobene Stimmung (GeSt),
2. Ärger (Ärg),
3. Engagement (Engag),
4. Angst/Depressivität (An/De),
5. Teilnahmslosigkeit (Teiln) und
6. Müdigkeit (Müd)
machen deutlich, daß neben "eigentlichen" Stimmungen auch Dimensionen wie Unangenehm-Angenehm oder der Vigilanz oder Aktiviertheit erfaßt werden. Watson & Tellegen (1985) z.B. sprechen von zwei- und mehrdimensionalen Stimmungs-Modellen mit den Faktoren "Pleasantness-Unpleasantness" "Degree of Arousal oder Activation" und der Haupt-Dimension "Positive Affect - Negative Affect".

Die **Skala Ärger** mit den Items "aggressiv, angriffslustig, geladen, gereizt und kribbelig" soll exemplarisch kritisch betrachtet werden, da sie für die Untersuchung und die Hypothesenformulierung besonders relevant sein wird.
Nach der gängigen Unterscheidung des Ärgerausdrucks "nach innen" oder "nach außen" (Anger-in und Anger- out), die nach Hodapp & Schwenkmetzger (1993) von Funkenstein et al. (1954) erstmals angeführt wurde, können die im BSF verwendeten Ärger-Items vornehmlich als Anger-out-Items angesehen werden.
Diesem klassischen "Anger-in" bzw. "Anger-out" Konzept folgend, wird hier allgemein davon ausgegangen, daß "psychosomatische Patienten" am ehesten der "Anger-in-Gruppe" zuzuordnen sind, woraus die Hypothese abgeleitet wird, daß von den Patienten berichteter Ärger, oder gar dessen Zunahme im

Zusammenhang mit der Musiktherapie allgemein vielfach wünschenswert erscheint und vorerst im Sinne von Eustreß gewertet wird.

5.4.2 ZUR PROBLEMATIK DES ANGER-IN/ANGER-OUT KONSTRUKTES

Im Folgenden soll verdeutlicht werden, daß die beschriebene
Einteilung "Anger-in/ Anger-out" die Komplexität der Emotion Ärger nur unzureichend erfaßt. Es scheint eher so, als
erfaßten psychologische Stimmungsmeßinstrumente - wie z.B.
auch der BSF - weniger den Ärger als Stimmung als vielmehr
die Art des Ärgerausdrucks und von dessen vielen Ausdrucksmöglichkeiten überwiegend das Ausmaß von "Anger-out". Hier
sei auf die Monographie "Ärger und Ärgerausdruck" von Hodapp
& Schwenkmetzger (1993) hingewiesen, in der Weber (1993,
S. 270) die Ansicht äußert, daß sich hinter den klassischen
Anger-in- und Anger-out-Blöcken jeweils wirksame wie auch
unwirksame Formen verbergen.

Deshalb differenziert Weber (1993) weiter zwischen verschiedenen Arten der Ärgerbewältigung. Sie unterscheidet verschiedene Arten der Konfrontation, d.h. Aspekte des Sichder-Situation-Stellens (wie Offen-direkt/ Offen-Verschoben/
Internalisiert/ Vermieden). Diesen ordnet sie jeweils mehrere antagonistische und nicht-antagonistische Verhaltensweisen zu. Bei den antagonistischen Verhaltensweisen sei die
generelle Stoßrichtung einer Reaktion gegen den ärgerauslösenden Menschen, die eigene Person oder Dritte, Objekte oder
Sachverhalte gerichtet und bei den nicht-antagonistischen
auf eine Annäherung oder einen Friedensschluß zielend (Weber
1993, S.257).

Den Begriff Aggression vermeidet sie, weil dieser mit alltagsprachlichen wertenden (moralischen) Vorstellungen verbunden sei, und sie ausdrücklich ihre unter antagonistischen
Reaktionen beschriebenen Verhaltensweisen nicht als per se
negativ bewertet wissen will.

82 Erwachsene gaben im Zusammenhang mit partnerbezogenen
Ärger-Episoden anhand ihrer Differenzierung von Ärgerbewältigung und subjektivem Wohlbefinden als subjektiv effektive
Formen der Ärgerbewältigung alle Arten der von ihr unter
Konfrontation genannten Aspekte des Sich-der-Situation
Stellens mit nicht-antagonistischen Verhaltensweisen an.

Diese seien hier genannt, um die Komplexität des als effektiv eingeschätzten Ärgers und Ärgerausdrucks zu zeigen:

offen-direkt: offen-beherrschter Emotionsausdruck; klärungsorientiertes Gespräch mit dem ärgerauslösenden Menschen; gemeinsames Problemlösehandeln;

offen-verschoben: Gespräch mit Dritten; sachbezogene Inangriffnahme des Problems; Investitionen in produktive Arbeiten;
internalisiert: Problemlöseplanung/Problemreflektion; Perspektive von ärgerauslösender Person übernehmen; Akzeptieren/Hinnehmen; Verzeihen; Selbstmitleid; Wunsch/Tagtraum; **vermeiden** : abwarten/passiv bleiben; Ablenkung; positive Umdeutung; Humor; Bagatellisierung; Unterdrücken/Wegstecken.

Weber (1993) kommt zu dem Schluß, daß das Abschließenkönnen, das Aufgeben des Ärgers, ein wichtiges Kriterium für die subjektive Effektivität darstelle, wobei aber diese Wirkung nicht von der bloßen Expressivität abhänge, sondern die subjektive Einschätzung der Effektivität des Ärgerverhaltens die entscheidende Rolle spiele. Sie fordert, nicht nur das Verhalten zu erfassen, sondern auch nach dessen subjektiven und sozialen Folgen zu fragen. Einerseits könne z.b. soziale Unterstützung bei aggressiver Ärgerbewältigung versagt werden, andererseits könne diese durch fehlenden Ärgerausdruck auch nicht eingefordert werden.

Die Ärger-Items des BSF zielen nicht auf die von Weber differenzierten Ärgerbewältigungsformen ab sondern auf die aktuelle individuelle "Tönung" oder Verfassung. Es ist davon auszugehen, daß kranke Personen, vielleicht vorzugsweise Patienten mit psychosomatischen Erkrankungen, vielfach zunächst eher zu den nach Weber als **antagonistisch internalisiert** (Rachegedanken/-pläne; ärgerauslösende Person in Gedanken abwerten; "Brüten"; Selbstvorwürfe) bzw. **vermieden** (Depression; Selbstaggression; Selbstgefährdung) klassifizierten Formen des Ärgerverhaltens tendieren. Äußerlich kann dies als Annäherung und Friedenschließen - vielfach im Sinne der Erststellung einer Pseudoharmonie - imponieren. Im Behandlungsverlauf können die weiteren als **antagonistisch** klassifizierten Verhaltensformen der Ärgerbewältigung zunehmen, wie:
offen-direkt: physischer Angriff; verbaler Angriff;
offen-verschoben: Angriff gegen Dritte; Gewalt gegen Sachen; indirekte Angriffe gegen ärgerauslösende Person; indirekte Bestrafung der ärgerauslösenden Person.
Weber unterstreicht in ihren Ausführungen zu "antagonistisch internalisierter" und "antagonistisch vermeidender" Ärgerbewältigung die enge Beziehung von Ärgerbewältigung, autoaggressiven Tendenzen und Depressivität. Zudem werde Ärger vielfach eben auch somatisiert - körperlich - bewältigt. Da dem Erleben von Ärger und dem Ausdruck von Ärger große Bedeutung in der psychosomatisch-psychotherapeutischen Behandlung zukommt, soll also Anstieg in der BSF-Dimension "Ärger" im Sinne von Eustreß gewertet werden.

5.5. FRAGEBOGEN ZUM ERLEBEN DER MUSIKTHERAPIE (MT-STUNDEN-BOGEN, MTStb)

Zur Untersuchung des Erlebens der einzelnen Musiktherapie-sitzungen und dessen Veränderungen im Behandlungsverlauf ließen wir die Patienten nach der Therapiestunde anhand 18 bipolarer Items mit einer 7-stufigen Skalierung ihr subjek-tives Erleben in der MT-Sitzung reflektieren und beschrei-ben.
Die Fragen bezogen sich auf das subjektive Erleben während der musiktherapeutischen Aktion: emotionale Einschätzung des eigenen Tuns, Einschätzung des eigenen Spiels bezogen auf das Gruppenspiel, die Interaktion mit anderen und die Mög-lichkeit der verbalen Kommunikation darüber. Aspekte wie z.B. die Bewertung der Interventionen der Therapeutin wurden nicht explizit erfragt.
Dieses ad hoc Instrument wird im Folgenden als MT-Stundenbo-gen (MTStb) bezeichnet.

Ein Item-Beispiel:

Ich habe mich während   1 2 3 4 5 6 7   Ich war während des
des Spiels innerlich   Spiels innerlich
frei gefühlt.   sehr angepannt.

Faktorenanalyse:

Die Daten aller (vom verbleibenden Kernkollektiv, s.u.) im Untersuchungszeitraum ausgefüllten Stundenbögen (n=60) gin-gen in eine faktorenanalytische Auswertung ein (Hauptkompo-nentenanalyse auf Itemebene mit Varimaxrotation). Als opti-mal erwies sich eine zweifaktorielle Lösung, die Faktoren werden vorerst A und B genannt.

Faktor A klärt 56% der Varianz auf, womit er als Hauptfaktor zu bezeichnen ist, Faktor B klärt 10.3% der Varianz auf. Von den 18 Items laden insgesamt jeweils 6 auf einem der beiden Faktoren.

Faktor A : Die Items dieses Faktors haben Formulierungen auf dem linken Pol wie

- habe mich geärgert

- wurde mir zuviel

- mir war unheimlich zumute

- fühlte mich bedroht

- konnte kaum ertragen

- froh, daß die Stunde zu Ende ist.

Diese Items sind so angeordnet, daß linksseitig die negativen "unangenehm -bedrohlichen" Erlebensdimensionen stehen.
Bedeutsam erscheint, daß diese Items linksseitig deutlich
einen Aspekt von Belastung/Bedrohung des einzelnen Patienten
durch das Spiel der anderen Patienten beschreiben.

Faktor B: Die Itemformulierungen des zweiten Faktors haben
linksstehend offensichtlich positiv konnotierte Formulierungen
- wissen, was/wie ich gespielt
- kraftvoll musiziert
- zufrieden mit eigenem Spiel
- Kontakt mit anderen
- rhyhthmisch
- mit der Gruppe mitgespielt.

Diese Items beziehen sich auf das Erleben eigener Kompetenz
beim aktiv-musiktherapeutischen Handeln (im Unterschied zu
Faktor A mit den negativ konnotierten Spiel- und Erlebensweisen der anderen Gruppenmitglieder). Ferner ist zu vermuten, daß der Faktor B das subjektive Erleben von Kompetenz
bezüglich jener Leistungen in der Musiktherapie erfaßt, mit
deren Formulierungen die Patienten Vorstellungen des sozial
Erwünschten, hier der angenommenen Wünsche/Erwartungen von
der Musiktherapeutin bzw. des Behandlungsteams, verknüpften.

Die restlichen verbleibenden 6 Items mit linksseitigen Formulierungen wie
- richtig gefreut
- verstand andere Mitspieler im Spiel
- innerlich frei gefühlt beim Spiel
- gelungen, aus mir herauszugehen
- Rhythmus gewechselt
- fiel mir schwer, über Gefühle während des Spiel zu sprechen
zeigten keine eindeutigen Faktorladungen. Es fällt auf, daß
vier Items dieser Gruppe (2., 3., 4., 6.) sich auf selbstre-
flektive, selbstbeobachtende (selfmonitoring) Prozesse beim
Patienten beziehen. Es bleibt derzeit offen, ob diese Items

für die Patienten selbst weniger bedeutsam zur Beschreibung
ihres Erlebens waren, oder ob sich hier eine relative intro-
spektive Insuffizienz ausdrückt. Zumindest scheinen diese
Items für die Patienten nicht erkennbar mit einer deutlich
positiven oder negativen Konnotation versehen zu sein.

Zusammenfassend zeigt die faktorenanalytische Auswertung des
Musiktherapiestundenbogens (MTStb) eine zweifaktorielle Lösung, wobei der Faktor A das negativ konnotierte Erleben
vornehmlich in Bezug auf die Patientengruppe erfaßt, der
Faktor B das positiv konnotierte Erleben vornehmlich des eigenen Handelns erfaßt. Die Faktoren werden im weiteren bezeichnet als
Negatives Erleben (NegErl), das sich vorzugsweise auf das
Geschehen in der Patientengruppe bezieht, und
Positives Erleben (PosErl), das sich vorzugsweise auf das
eigene Handeln bezieht.

Variablen sind die Punktescores auf den zwei Erlebensfakto-
ren.

5.6   SPEICHELPARAMETER

Vor und nach jeder Sitzung wurden die Patienten aufgefordert, nach einer fünfminütigen Wartezeit den in der Mundhöh-
le gesammelten Speichel -also den Gesamtspeichel- in ein
vorher gewogenes Gefäß zu geben. Nach neuerlichem Wiegen zur
Bestimmung der Speichelmenge (sMenge) wurden die Proben sofort bei -20 C tiefgeforen. Das Labor erhielt die Proben
nummeriert ohne Angaben situativer und personaler Bezüge.

Als relevante endokrinologisch-immunologische Parameter im
Speichel wurden die Konzentrationen von Speichel-IgA (sIgA-
Konz) und Speichel-Cortisol (sCort-Konz) gemessen und - auf
der Basis von Speichelmenge (sMenge)/ 5min und Konzentration
- die Speichel-Cortisolsekretionsrate (sCort-Sekr) und
Speichel-IgA-Sekretionsrate (sIgA-Sekr) ermittelt.

sIgA-Konz: Für die Quantifizierung von sIgA wurde ein
Sandwich-ELISA verwendet (Haegewald, Kage et al. in Vorb.)
(in mg/l)

sCort-Konz: Mit Hilfe eines nicht-radioaktiven, kompetitiven
Immunassays ELISA (Kage et al. in Vorbereitung) wurde die
sCortisol-Konzentration im Speichel ermittelt (in μg/ml).
(Frühere Speichel-Cortisolbestimmungen erfolgten nach einem
von Kirschbaum & Hellhammer beschriebenen radioimmunologi-
schen Verfahren, der vergleichsweise hohe Probenbedarf sowie
der vergleichsweise hohe Personalaufwand für den RIA führte
zur Neuentwicklung des oben genannten Verfahrens).

sMenge: Durch Berechnung der Differenz der beiden Probenge-
wichte vor-MT und nach-MT wurde die Speichelmenge je Meßzeitpunkt und Person ermittelt (g/5min).

Variablen sind sIgA-Konz/sIgA-Sekr, sCort-Konz/sCort-Sekr
und die sMenge.

6. HYPOTHESEN

Die bei der Teilnahme an einer musiktherapeutischen Gruppen-
sitzung ausgelösten subjektiven Stimmungen sollen in Beziehung zur Bewältigung der musiktherapeutischen Anforderungen
und des MT-Erlebens mit den dargestellten Fragebögen erfaßt
und auf Zusammenhänge mit physiologischer Anforderungs-
(Streß-) Bewältigung, soweit sie durch endokrinologisch-
immunologische Speichelparameter erfaßt wird, untersucht
werden.

Erwartet wird, daß sich spezifische Zustände (wie Positives
Erleben-positive Stimmungen/ Negatives Erleben-negative
Stimmungen) und insbesondere deren Veränderungen über die
einzelne MT-Sitzung und schließlich über eine Sequenz von 10
MT-Sitzungen in den Selbsteinschätzungen der Patienten (BSF
und MTStb) sowie in Veränderungen der Speichel-Parameter
zeigen.

Die einzelnen, bislang in den verschiedenen Zusammenhängen
der theoretisch-thematischen Aufarbeitung aufgeworfenen Fragestellungen seien hier noch einmal zusammengefaßt:

1. Lassen sich Zusammenhänge auffinden zwischen:
   - aktueller Stimmungslage und Musiktherapieerleben,
   - einzelnen Befindlichkeitsdimensionen (Stimmungen) und
     Speichelparametern und
   - MT-Erleben und Speichelparametern?
2. Zeigen sich (gruppenstatistisch) Veränderungen
   - in den Stimmungen,
   - im Therapieerleben und
   - in den physiologischen Parametern
     über die einzelnen Therapiesitzungen (vor-MT/nach-MT-
     Sitzung) und über den Verlauf mehrerer Sitzungen hinweg?
3. Finden sich Zusammenhänge zwischen Veränderungen
   - im Erleben und immunologisch-endokrinologischen Parame-
     tern (psycho-physische Kovariation) oder
   - lediglich Veränderungen in einer Dimension: entweder in
     der physiologischen oder psychologischen (psycho-
     physische Entkopplung)?
4. Sind die in der Musiktherapie ausgelösten Prozesse in der
   psychischen und physiologischen Dimension vorzugsweise
   - eustressorisch im Sinne bewältigbarer Anforderungen bei
     körperlicher Stabilisierung zu bewerten oder finden sich
     Hinweise auf
   - distressorische Prozesse im Sinne anhaltend nicht bewäl-
     tigbarer Anforderungen bei körperlicher Destabilisierung?

5. Wie gestalten sich die individuellen Verläufe vor dem
Hintergrund von Gruppenergebnissen? Finden sich Hinweise
auf eu- bzw. distressorische Bewältigungsmuster im Zusammenhang mit den Therapiephasen (Aufnahmephase / Mittelphase/ Entlassungsphase), in denen sich die Patienten im
Untersuchungszeitraum befinden? Lassen sich mit dem Untersuchungsansatz individuelle Bewältigungs- und Reaktionsmuster aufinden?

6.1. KOVARIATIONSHYPOTHESEN

Im speziellen lassen sich folgende Hypothesen formulieren:

HYPOTHESE 1

**Überwiegt in einer Sitzung die distressorische Komponente,
zeigen sich im prä-post Vergleich folgende Veränderungen:**

BSF:
- Abfallen der Werte in den Subskalen "Gehobene Stimmung",
"Engagement" und "Ärger",
- Anstiege der Werte in den Subskalen "Müdigkeit", "Teilnahmslosigkeit" und "Angst/Depressivität";
Speichelanalyse:
- Zunahme der sCort-Konz bzw. sCort-Sekr,
- Abnahme der sIgA-Konz bzw. sIgA-Sekr;
MTStb post:
- hohe Werte der Skala "Negatives Erleben";
- niedrige Werte der Skala "Positives Erleben"

HYPOTHESE 2

**Überwiegt in einer Sitzung die eustressorische Komponente,
zeigen sich im prä-post Vergleich folgende Veränderungen:**

BSF:
- Ansteigen der Werte in den Subskalen "Gehobene Stimmung", "Engagement" und "Ärger",
- Abfallen der Werte für die Subskalen "Müdigkeit", "Teilnahmslogsikeit" und Angst/Depressivität";
Speichelanalyse:
- Abnahme der sCort-Konz bzw. sCort-Sekr,
- Zunahme der sIgA-Konz bzw. sIgA-Sekr;
MTStb post:
- hohe Werte der Skala "Positives Erleben"
- niedrige Werte der Skala "Negatives "Erleben"

6.2. WOCHENTAGSEFFEKT

HYPOTHESE 3

Die Untersuchungstage werden sich auf die Musiktherapie auswirken, da die Montag- und Mittwoch-Sitzungen der Musiktherapie jeweils unterschiedliche Postionen im Wochenablauf
(Bezug zum Wochenende, Abstände der Sitzungen voneinander 1
bzw 4 Tage) einnehmen und in unterschiedliche Tagesabläufe
eingebettet sind.
Es wird erwartet, daß die Musiktherapieeffekte montags aus-
geprägter sein werden als mittwochs, da:

1. montags eine Wiederanpassung an die Musiktherapie zu aus-
   geprägteren Veränderungen über die Sitzung und mittwochs
   ein Gewöhnungs- (Ritualisierungs-) effekt (bedingt durch
   den zeitlich geringeren Abstand zur montags MT-Sitzung)
   zu geringeren Veränderungen führt,
2. generell ein Montag-Effekt nach dem "Wochenend-Loch" sich
   bemerkbar machen wird,
3. montags die MT direkt im Anschluß an die verbale Gruppentherapie stattfindet.

6.3. HYPOTHESEN ZUM VERLAUF (ÜBER 5 WOCHEN)

HYPOTHESE 4

Es wird erwartet, daß sich **im Verlauf der Untersuchungswochen Veränderungen in Richtung auf positivere Erlebens- und
Bewältigungszustände** zeigen, unabhängig von der Behandlungsphase der einzelnen Patienten:

MTStb:
- Zunahme des "Positiven Erlebens" im MTStb
- Minderung des "Negativen Erlebens"

BSF:
- Abnahmen der Skalenwerte negativ getönter, "disstresso-
  rischer" Stimmungen wie Angst/Depressivität, Teilnahmslosigkeit, Müdigkeit (ev. auch Ärger),

- Ansteigen der Skalenwerte positiv getönter, "eustresso-
rischer" Stimmungen wie Gehobene Stimmung, Engagement,
nicht jedoch "Ärger",
über den Behandlungsverlauf sollen als offenere und opti-
mistischere Auseinandersetzung mit den Anforderungen der
Musiktherapie gewertet werden. Diese sind mit
Speichelanalysebefunden verknüpft, wie:
- Abnahmen der sCort-Konz und sCort-Sekr zu Beginn der
Sitzungen und geringeren Veränderungen (Anstiegen bzw.
Abfällen) über die Zeit einer Sitzung und
- Zunahme der Immunkompetenz mit stabileren, weniger rea-
giblen sIgA-Werten (geringere Veränderungen je Sitzung
im Verlauf der Wochen) einhergeht, während (mit Ausnahme
tatsächlich relativ immuninsuffizienter Patienten) gene-
relle Anstiege von sIgA-Konz und sIgA-Sekr über den Untersuchungszeitraum nicht erwartet werden.

HYPOTHESE 5

Es wird erwartet, daß die entsprechend der Hypothesen 1-4
erwarteten Veränderungen und deren Verläufe für die einzelnen Patienten jeweils in Beziehung stehen zu den besonderen
Anforderungen der jeweils individuellen Behandlungsphase.
Im Einzelnen wird erwartet, daß die:
- **Aufnahmephase** durch mehr "Distreß" gekennzeichnet ist,
- **Mittelphase** eher durch eine Beruhigung, d.h. ein günstige-
res Verhältnis von eu- und distressorischen Erlebensweisen
charakterisiert sein wird,
- **Entlassungsphase** wieder vermehrt distressorische Erlebensweisen im Zusammenhang z.B. mit einer krisenhaft ängst-
lich-unsicher antizipierten Entlassung aufweist.

7. METHODIK

7.1. STICHPROBE

In einem 5-wöchigen Zeitraum (April/Mai 1990) nahmen alle Mitglieder der offenen Musiktherapiegruppe der psychosomatischen Station an der Untersuchung teil.

Tabelle 1. Kurzcharakterisierung der untersuchten Patienten

Patient	Geschl	Alter	Behandlung	Diagnose ICD 10:
Pat 1	männl	49 J	7 Wochen * E Phase +	depressive Neurose ICD 34.1 chronische Lumboischialgie ICD F54 (M54)
Pat 2	männl	49 J	10 Wochen E Phase	Colitis Ulcerosa ICD F54 (K51)
Pat 3	weibl	50 J	14 Wochen M Phase	depressive Neurose ICD 34.1 Gastritis ICD F54(29) Ulcera Duodeni ICD F54 (K26)
Pat 4	weibl	35 J	11 Wochen A Phase	polyphobisches Sydrom ICD 40.0 bei hyster.depress.Neurose ICD 41.3
Pat 5	männl	55 J	11 Wochen M Phase	depressives Syndrom ICD 34.1 mit Somatisierung ICD 45.0 u.a. Migräne ICD 346.9
Pat 6	weibl	28 J	20 Wochen A Phase	Angstsydrom ICD 41.1 mit Hyperventilation ICD 45.33, unklare Bauchschmerzen ICD 789.0

Anmerkungen: * stat. Behandlungsdauer insgesamt; + die individuellen Behandlungsphasen der Patienten während der fünfwöchigen Untersuchungszeit: A Phase = Aufnahme- und Mittelphase, M Phase = Mittelphase, E Phase = Mittel- und Entlassungsphase

Das Gruppensetting während des Zeitraumes der Studie kann als "slow open" beschrieben werden: neue Patienten kamen in die Gruppe hinzu, andere wurden entlassen. Insgesamt nahmen an der Untersuchung 15 Patienten teil.

Zu jedem Zeitpunkt befanden sich ca. 30% der Patienten in der Aufnahmephase der stationären Behandlung, ca. 30% in der Entlassugsphase und ca. 40% in der Mittelphase.

Bis zu 11 Patienten nahmen an den Sitzungen teil, wobei für maximal zwei Sitzungen die Teilnehmer konstant blieben (s. Tabelle Ib Anhang S.3).
Geleitet von dem Kriterium der kontinuierlichen, möglichst lückenlosen MT-Teilnahme über den fünf-wöchigen Untersuchungszeitraum, wurde aus der Gesamtgruppe (n=15) eine Gruppe von 8 Patienten ausgewählt. Infolge Missing Data (Laborfehler bei Pat 7), und zu geringer Speichelmengen (Pat 8), fielen weitere zwei Probanden aus, die verbleibenden 6 Personen (Pat 1-6) sind bezüglich des Geschlechtes gleichverteilt. Diese Patienten variieren deutlich bezüglich ihrer Beschwerden, Diagnosen, des Alters (28-55 J), der sozialen Schicht und der stationären Verweildauer (s.Tabelle 1)

7.2 DESIGN UND STATISTISCHE AUSWERTVERFAHREN

Tabellarische Design-Übersichten sind im Anhang zusammengestellt (Tabellen II a u. b, IIIa u. b S.3-4)

Unter Berücksichtigung von Wochentag und MT-Therapiedauer (im Sinne von Prüfwoche) für die einzelnen Sitzungen mit ihrer Messung prä und post ergibt sich ein dreifaktorielles Design mit den Within Faktoren "Sitzung" (Stufen: vor-MT/ nach-MT), "Wochentag" (Stufen: Montag/Mittwoch) und "Woche" (Stufen: 1.-5. Woche) für alle zehn Sitzungen. Folgende psychologischen und endokrinologisch-immunologischen Parameter sind die abhängigen Variablen: modifizierter MSF, sMenge, sIgA-Konz und -sSekr, sCort-Konz und -Sekr.

Mit einer dreifaktoriellen Varianzanalyse (s.Tabelle IIa,
Anhang S.3) unter Berücksichtigung der Meßwiederholung wurde
geprüft, inwieweit Veränderungen der Stimmungen und der immunologischen Parameter über alle Meßzeitpunkte bezüglich
der Within Faktoren

1. Sitzung (Stufen: vor-MT/nach-MT)
2. Wochentag (Stufen: Montag/Mittwoch)
3. Woche (Stufen: 1.-5.Woche)

statistisch signifikant werden.

Für das Erleben der Musiktherapiesitzung (MTStb) ergibt sich
ebenfalls ein dreifaktorielles Design mit den Within Faktoren

1. Erleben (Stufen: NegErl; PosErl),
2. Wochentag (Stufen: Montag; Mittwoch) und
3. Woche (Stufen 1.-5. Woche) (s.Tabelle IIb Anhang S.4).

Wegen eines erwarteten Wochentagseffektes wurden für die
Montag-Sitzungen und die Mittwoch-Sitzungen jeweils getrenn-
te Varianzanalysen vorgenommen.

Unter Berücksichtigung von Wochentag und MT-Therapie-Dauer
(im Sinne von Prüfwoche) bei den einzelnen vor-MT und nach-
MT Messungen ergibt sich hier ein zweifaktorielles Design
mit den Within Faktoren "Woche" (Stufen: 1.-5. Woche) ,
"Sitzung" (Stufen: vor-MT/nach-MT) getrennt für die Wochentage Montag bzw. Mittwoch. Die folgenden psychologischen und
endokrinologisch- immunologischen Parameter sind die abhängigen Variablen: Skalen des modifizierten MSF (BSF), Speichelmenge, sIgA-Konz und -Sekr, sCort-Konz und -Sekr.

Mit einer zweifaktoriellen Varianzanalyse bei Meßwiederholungen (s.Tabelle IIIa Anhang S.4) wurde geprüft, inwieweit
Veränderungen in den Stimmungen und den immunologischen Parametern bezüglich der Within Faktoren Woche und Sitzung
statistisch signifikant werden.

Der MTStb wurde mittels einer zweifaktoriellen Varianzanalyse mit Meßwiederholung mit den beiden Within Faktoren "Erleben" (Stufen: Negatives Erleben, Positives Erleben) und "Woche" (Stufen 1.-5.Woche) aus oben genanten Gründen ebenfalls
für Montag und Mittwoch getrennt ausgewertet (s.Tabelle IIIb
Anhang S.4).

Darüberhinaus wurden die psychologischen und physiologischen
Variablen untereinander verschieden hinsichtlich der Hypothesen korrelationsstatistisch untersucht und zusätzlich
nonparametrische deskriptive Verfahren zur Daten-Analyse und
-Beschreibung gewählt. Veränderungnen in den verschiedenen
Merkmalen über alle 10 Sitzungen oder über fünf Montags- und
fünf Mittwochs-Sitzungen werden graphisch dargestellt, beschrieben und interpretiert.

8. ERGEBNISSE

8.1 ERLEBEN DER MUSIKTHERAPEUTISCHEN SITZUNGEN (MTStb)

Wie in Kapitel 5.5 dargestellt ließen sich aus dem MTStb
zwei Faktoren / Skalen extrahieren : Positives Erleben und
Negatives Erleben.
Die Betrachtung der 10 MT-Sitzungen (Abbildung 1) im Verlauf
der 5 Wochen zeigt: In 8 von 10 Sitzungen überwiegt das Positive das Negative Erleben, Ausnahmen bilden die Sitzungen
am Montag der 2. Woche und am Mittwoch der 4. Woche. Dabei
sind die Werte für Positives und Negatives Erleben spiegel-
bildlich um den Skalenwert 4 angeordnet, der die neutrale
Position der bipolaren Items repräsentiert.

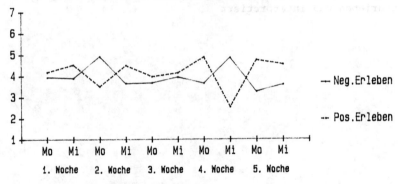

Abbildung 1. **Erleben der Musiktherapie** (MTStb-Skalen): Veränderungen über 10 MT-Sitzungen

8.1.1 VARIANZANALYTISCHE AUSWERTUNG DES MTStb

Die <u>dreifaktorielle Varianzanalyse</u> des MT-Stundenbogens mit
Meßwiederholung über alle 10 Sitzungen mit den Within-Faktoren: 1. "Erleben" (Stufen: Negatives Erleben; Positives Erleben), 2. "Woche" (Stufen: 1.-5. Woche) und 3. "Wochentag"
(Stufen: Montag; Mittwoch) ergibt keine signifikanten Haupt-
oder Interaktionseffekte.
Eine für die Montag- und Mittwochsitzungen getrennt berech-
nete <u>zweifaktorielle Varianzanalyse</u> mit Meßwiederholung mit

den beiden Within-Faktoren: 1."Erleben" (Stufen: Negatives
Erleben; Positives Erleben), 2."Woche" (Stufen: 1.-5.Woche),
zeigt keinen spezifischen Haupteffekt, wohl aber tendenziell
eine **Interaktion zwischen Erleben und Woche** (F (4.20)=
2.74, p ≤.10), allerdings nur für **montags**.

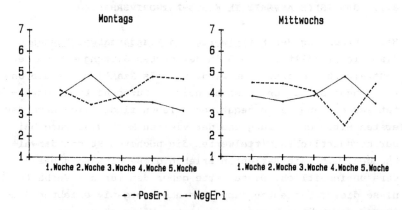

- - PosErl — NegErl

Abbildung 2. **Erleben der MT** im Verlauf von 5 Wochen, montags
und mittwochs getrennt

Eine Überprüfung des Faktors Sitzung mit Hilfe des t-Tests
bezüglich der Faktoren NegErl und PosErl ergibt eine Signifikanz für die 5. Woche montags (t(5.1)= 4.98, p ≤.01).

Die Graphik (Abbildung 2) zeigt für die fünf Montag-
Sitzungen nach einem einmaligen Abfall in der 2. Woche einen
Anstieg des positiven Erlebens über den Erhebungzeitraum und
eine dazu spiegelbildliche Entwicklung im negativen Erleben,
das allerdings, mit Ausnahme einer markanten Auslenkung in
der 2. Woche, weniger deutliche Ausprägungen und damit kaum
eine generelle Abnahme erkennen läßt.
Für die Mittwoch-Sitzungen findet sich kein signifikanter
Effekt: bis auf die 4.Woche mit starker Ausprägung Negativen
Erlebens und dem geringsten aller Skalenwerte für Positives
Erleben zeigen sich hier kaum Veränderungen. Das Positve Erleben liegt leicht über, das Negative Erleben leicht unter
dem Skalenwert 4.

Für beide Wochentage finden sich nach vier von jeweils fünf Sitzungen höhere Skalenwerte für das positive Erleben als für negatives Erleben.

8.1.2 SPEZIELLE ASPEKTE IM MTStb-ANTWORTVERHALTEN

Bei Betrachtung der Mittelwerte und Standardabweichungen (Tabelle 2) fällt auf, daß in der ersten Sitzung eng um den Neutralwert 4 geantwortet wird, was als Reaktion auf die Untersuchungssituation (Unsicherheit u. Zurückhaltung) gewertet werden kann. Beim negativen Erleben finden sich nach der ersten Mittwoch-Sitzung und der vierten Montag-Sitzung bei durchschnittlichen Mittelwerten die höchsten Standardabweichungen, d.h. die Patienten erleben diese Sitzungen besonders uneinheitlich. Diese Werte gehen den für die Verhältnisse dieser Patientengruppe besonders negativ erlebten Sitzungen am zweiten Montag und vierten Mittwoch voraus.

Tabelle 2. Gruppenmittelwerte und -Standardabweichungen in den MT-Erlebensskalen (MTStb)

Meßzeit- punkte		Negatives Erleben			Positives Erleben	
		$\overline{X}$	s		$\overline{X}$	s
1.Wo	Mo	3.94	1.04		4.19	0.76
	Mi	3.89	2.43	(!)	4.53	1.81
2.Wo	Mo	4.92	1.79		3.50	1.28
	Mi	3.64	1.16		4.50	1.26
3.Wo	Mo	3.67	1.49		3.97	1.43
	Mi	3.94	1.48		4.14	2.27
4.Wo	Mo	3.64	1.92	(!)	4.89	1.73
	Mi	4.86	1.44		2.53	1.67
5.Wo	Mo	3.25	1.24		4.75	1.13
	Mi	3.58	2.10		4.53	1.62
Gesamt:						
montags		3.88	1.53		4.26	1.32
mittwochs		3.98	1.72		4.04	1.81
alle MZP		3.93	1.62		4.15	1.57

Diese Ergebnisse weisen auf sich verändernde Einstellungen
und Erwartungen der Gruppe von einer auf die andere Stunde
hin, die ev. deren Gestaltung und Erleben mitbestimmen.

8.1.3 ZUSAMMENFASSUNG DER ERGEBNISSE DES MTStb

Zusammenfassend läßt sich feststellen, daß Positives Erleben
der MT-Sitzungen im Untersuchungsverlauf überwiegt, aber
insgesamt, d.h. über alle Montag- und Mittwoch-Sitzungen,
keine zunehmende Tendenz zeigt. Für die Montag-Sitzungen allerdings läßt sich eine solche Entwicklung tendenziell gegen
den Zufall gesichert auffinden. Auffällig sind zwei Sitzungen mit hohen Skalenwerten für Negatives Erleben bei zugleich niedrigen Skalenwerten für Positives Erleben: die 2.
Montag-Sitzung und die 4. Mittwoch-Sitzung.
Den gruppenstatistischen Ergebnissen folgend überwiegt offenbar, für montags tendenziell signifikant, Positives Erleben allerdings mit auffallend hohem negativem Erleben in der
zweiten Woche montags und vierten Woche mittwochs. Eine Tendenz zur Minderung der Skalenwerte für Negatives Erleben
läßt sich über den Untersuchungszeitraum nicht beobachten.

8.2 STIMMUNGSVERÄNDERUNGEN IN DER MUSIKTHERAPIE

8.2.1 VARIANZANALYTISCHE AUSWERTUNG DER BSF-SKALEN

Mithilfe einer dreifaktoriellen Varianzanalyse mit Meßwiederholung wurden Stimmungsveränderungen über alle 10 Sitzungen ausgewertet, die Tabelle 3 faßt die Ergebnisse zusammen.
Ein Haupteffekt für Stimmungsveränderungen (vor-MT/nach-MT)
über das Gesamt der Mt-Sitzungen läßt sich nicht nachweisen.
In den Subskalen Ärger, Engagement, Angst/Depressivität und
Teilnahmslosigkeit finden sich jeweils signifikante Effekte,
in denen der Faktor **Woche** entweder als Haupteffekt oder als
Interaktionseffekt bei unterschiedlichen Signifikanzniveaus

bedeutsam ist.

Tabelle 3. Stimmungsveränderungen über 10 MT-Sitzungen, Ergebnisse der dreifaktoriellen Varianzanalyse mit Meßwiederholung mit den Within-Faktoren: 1."Sitzung" (Stufen: vor-MT/nach-MT = v n), 2. "Woche" (Stufen 1.-5. Woche), 3. "Wochentag" (Stufen: Montag/ Mittwoch = Mo Mi).

Subskalen	v n HE	Woche (HE)	Mo Mi (HE)	vn Woche (IE)	vn MoMi (IE)	Woche MoMi (IE)	vn Woche MoMi (IE)
Gehobene Stimmung							n=6
Ärger						5.44^1 $4;20^2$ $\leq.01**^3$	
Engagement		2.99 4;20 $\leq.05$ *		2.62 4;20 $\leq.10$ +			
Angst/ Depressivität				2.43 3;16 $\epsilon.7956$ $\leq.10$ +		2.95 3;17 $\epsilon.8605$ $\leq.10$ +	
Teilnahmslosigkeit				5.54 4;20 $\leq.01**$		2.87 4;20 $\leq.05$ *	
Müdigkeit							

[1] F-Wert, [2] unkorrigierte Freiheitsgrade Huynh-Feld Epsilon = 1.00000 oder in Tabelle angegeben,[3] p -Wert:** p $\leq.01$, * p $\leq.05$, + p $\leq.10$

An den Graphiken für die Verläufe der Stimmungsdimensionen Ärger und Angst/Depressivität (Abbildungen 3 u.4) fällt auf, daß sich die vor-MT-Werte beider Skalen im Verlauf (außer der zweiten Woche) Montag ähneln, und die nach-MT-Werte beider Skalen ebenfalls gleichsinnig verlaufen. Wieder fallen die zweite Montag-Sitzung und die vierte Mittwoch-Sitzung auf mit relativ hohen Ärgerwerten vor-MT und nochmals höheren Ärger-Werten nach-MT. Interessanterweise zeigt sich in der Skala Angst/Depressivität für den Montag der zweiten Woche kein erhöhter Wert, während am Mittwoch der vierten Woche Angst/Depressivität über die Sitzung deutlich steigt.

Bei der Skala Teilnahmslosigkeit (Abbildung 5) fallen im
Verlauf höhere nach-MT-Werte für die zweite Montag- und
vierte Mittwoch-Sitzung auf.

Hinsichtlich des Engagement (Abbildung 6) sei insbesondere
auf die vierte Mittwochssitzung hingewiesen, in der das Engagement abfällt, geringer zeigt sich dies auch für die beiden Sitzungen der 2. Woche.

Auch in den BSF-Subskalen **Müdigkeit** (Abbildung 7) und **Gehobene Stimmung** (Abbildung 8), die weder montags noch mittwochs signifikante Veränderungen aufweisen, zeigen sich in
den Verlaufsgestalten für die Patientengruppe jeweils höhere
Werte für Müdigkeit nach der 2. und 4. Montag- sowie der 4.
Mittwoch-Sitzung, bzw. die Gehobene Stimmung ist nach der 4.
Mittwoch-Sitzung geringer als vor-Mt und hat hier ihren
niedrigsten Wert aller Meßzeitpunkte.

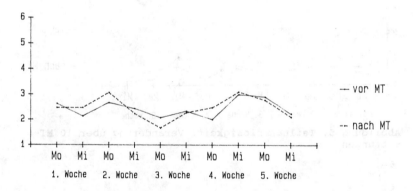

Abbildung 3. **Ärger**: Veränderungen über 10 MT-Sitzungen

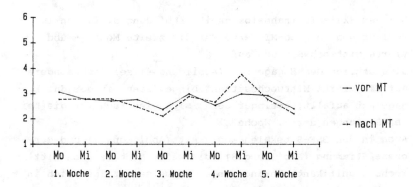

Abbildung 4. **Angst/Depressivität:** Veränderungen über 10 MT-Sitzungen

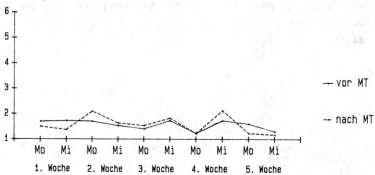

Abbildung 5. **Teilnahmslosigkeit:** Veränderung über 10 MT-Sitzungen

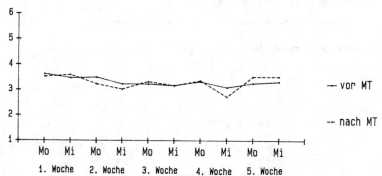

Abbildung 6. **Engagement:** Veränderungen über 10 MT-Sitzungen

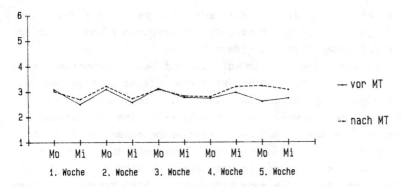

Abbildung 7. **Müdigkeit**: Veränderungen über 10 MT-Sitzungen

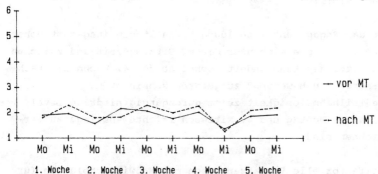

Abbildung 8. **Gehobene Stimmung**: Veränderungen über 10 MT-Sitzungen

Beim Vergleich des Verhältnisses der aufeinanderfolgenden
nach-MT-Werte der Montag-Sitzungen zu den vor-MT-Werten
mittwochs einerseits, mit dem Verhältnis der aufeinanderfolgenden nach-MT-Werte der Mittwoch-Sitzungen zu den vor-MT-
Werten montags andererseits, läßt sich z.B. für die Skalen
Angst/Depressivität oder Ärger keine Regelhaftigkeit erkennen. In den letzten drei Wochen zeigen sich etwas größere
Veränderungen über die Sitzungen innerhalb einer Woche als
von einer Woche auf die andere.

Dies könnte ein Hinweis sein auf eine "emotionale Fortfüh-
rung" der jeweiligen Montag-Musiktherapiessitzung in der auf
sie folgenden Mittwochssitzung.
An der Skala Ärger fällt auf, daß für beide Wochentage jeweils die nach-MT- und vor-MT-Werte aufeinanderfolgender
Sitzungen näher beeinander liegen als die vor-MT- und nach-
MT-Werte je Sitzung. Dies ist möglicherweise ein Hinweis
darauf, daß das Ausmaß der situationsbezogenen (d.h. hier
nach MT) Selbstwahrnehmung von "Ärger-out" über die Zeit
zwischen den Sitzungen relativ stabil bleibt und als Orien-
tierungsgröße in die neue Situation (= MT-Sitzung) "einstim-
mend" einfließt.

Für das Engagement (Abbildung 5) fällt ein insgesamt hohes
Niveau auf, das sich über die MT-Sitzungszeit und zwischen
den Sitzungen kaum ändert, wobei ab der 4. Woche die nach-
MT-Werte "in Bewegung" zu geraten scheinen.
Die Teilnahmslosigkeit zeigt durchgängig niedrige Level, wobei am 2. Montag und 4. Mittwoch leichte Anstiege zu verzeichnen sind.

Zweifaktorielle Varianzanalysen mit Meßwiederholungen für
die 6 BSF-Subskalen wurden ebenfalls mit den beiden Within-
Faktoren "Sitzung" (Stufen: vor-MT/nach-MT) und " Woche"
(Stufen: 1.-5. Woche) für die Montag- und Mittwoch-Sitzungen
getrennt berechnet. Es zeigen sich für Montag und Mittwoch
unterschiedliche Stimmungsveränderungen (s. Tabelle 4a).

In der Dimension **Angst/Depressivität** zeigt sich der Haupteffekt vor-MT/nach-MT statistisch signifikant, die Werte nehmen jeweils über die Montag-Sitzungen tendenziell ab (Mittelwert vor-MT 2.72 gegenüber Mittelwert nach-MT 2.62, p
≤ 0.10).

Tabelle 4a. Stimmungsveränderungen in den Montag-Sitzungen
über den 5-wöchigen Untersuchungszeitraum, - Ergebnisse der
zweifaktoriellen Varianzanalyse

Subskalen	vor-MT/ nach-MT (HE)	Woche (HE)	vor-MT/nach-MT x Woche (IE)	
Gehobene Stimmung				n=6
Ärger		3.19^1 $4;20^2$ $\leq0.05^3$ *	2.45 $4;20$ ≤0.10 +	
Engagemet			2.39 $4;20$ ≤0.10 +	
Angst/ Depressi- vität	4.52 $1;5$ ≤0.10 +			
Teilnahms- losigkeit			2.4 $4;20$ ≤0.10 +	
Müdigkeit				

[1] F-Wert, [2] unkorrigierte Freiheitsgrade, Huynh-Feld Epsilon
ϵ= 1.00000 oder in der Tabelle angegeben
[3] p- Wert: ** p $\leq$.01, * p $\leq$.05, + p $\leq$.10

In der Dimension **Ärger** gibt es jeweils montags, nicht jedoch
mittwochs ausgesprochene Schwankungen zwischen den einzelnen
Wochen des Untersuchungszeitraumes.
Abbildung 9 zeigt einen hohen Wert nach der zweiten Montag-
Sitzung, der in der dritten abfällt und dann bis zur fünften
wieder steigt.
Für die Subskalen Ärger (Abbildung 10), Engagement (Abbildung 11) und Teilnahmslosigkeit (Abbildung 12) finden sich
für die Montagssitzungen tendenziell signifikante Interaktionseffekte für die beiden Within-Faktoren "Sitzung" und
"Woche".

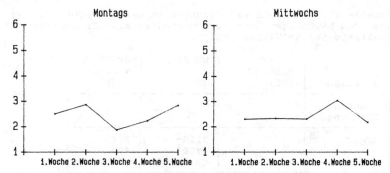

Abbildung 9. **Ärger:** Wochenverlauf über 5 Montag- und 5
Mittwoch-MT-Sitzungen (Faktorwerte)

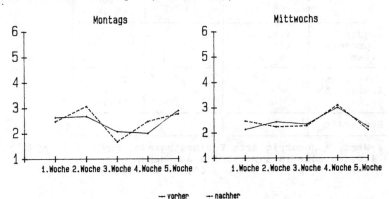

— vorher -- nachher

Abbildung 10. **Ärger:** Veränderungen über 5 Montag- und 5
Mittwoch-MT-Sitzungen

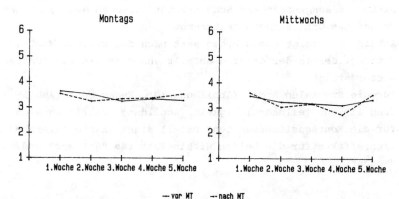

— vor MT -- nach MT

Abbildung 11. **Engagement:** Veränderungen über 5 Montag- und 5
Mittwoch-MT-Sitzungen

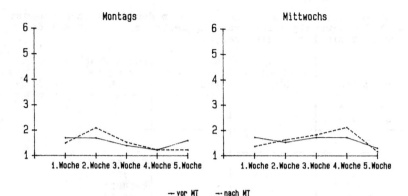

Abbildung 12. **Teilnahmslosigkeit**: Veränderungen über 5
Montag- und 5 Mittwoch-MT-Sitzungen

<u>Zusammenfassend</u> läßt sich feststellen: Montags zeigen sich
als Haupteffekt vor den MT-Sitzungen tendenziell signifikant
höhere Angst/Depressivitäts-Werte als nach den Sitzungen. In
den Dimensionen (BSF-Skalen) Ärger, Engagement und Teilnahmslosigkeit ist es zudem so, daß die auffindbaren Veränderungen sich wochenweise unterscheiden..

Bei den **Mittwochssitzungen** (Tabelle 4b) finden sich (wie
montags) bei Engagement und Teilnahmslosigkeit auf dem 10%-
Niveau tendenziell signifikante Interaktionseffekte der Faktoren "Sitzung" (Stufen: vor-MT/nach-MT) und "Woche" (Stufen: 1.- 5. Woche).
Hier zeigen sich für die "Teilnahmslosigkeit" ein tendenzieller Wocheneffekt, für "Teilnahmslosigkeit" und "Engagement" tendenzielle Interaktionseffekte.
Auch hier zeigen die Graphiken (Abbildungen 11 u. 12) sowohl
Zunahmen wie Abnahmen. Hervorzuheben ist wieder die vierte
Woche, in der nach der Sitzung das Engagement niedriger, die
Teilnahmslosigkeit höher ist als vor dieser Sitzung. Insgesamt sind die Stimmungsveränderungen mittwochs weniger mar-
kant als montags.

Tabelle 4b: Stimmungsveränderungen in den Mittwoch-Sitzungen
über den 5-wöchigen Untersuchungszeitraum,- Ergebnisse der
zweifaktoriellen Varianzanalyse

Subskalen	vor-MT/ nach-MT (HE)	Woche (HE)	vor-MT/nach-MT x Woche (IE)	
Gehobene Stimmung				n=6
Ärger				
Engagement			2.52 4;20 ϵ=.88213 $\leq$0.10 +	
Angst/ Depressivität				
Teilnahms- losigkeit		[1] 2.48 [2] 4;20 [3] $\leq$0.10 +	2.61 4;20 $\leq$0.10 +	
Müdigkeit				

[1] F-Wert, [2] unkorrigierte Freiheitsgrade, Huynh-Feld Epsilon
= 1.00000 oder in der Tabelle angegeben
[3] p- Wert ** p $\leq$.01, * p $\leq$.05, + p $\leq$.10

Die in den Tabellen 4a u.b gelisteten und graphisch veran-
schaulichten (Abbildungen 9/10/11/12) Sitzungs- bzw. Interaktionseffekte wurden noch mit Hilfe eines t-Tests je Sitzung statistisch überprüft, Tabelle 5 zeigt Sitzungseffekte
für die einzelnen Wochen.

Hervorzuheben sind die hoch signifikante Minderung von
Angst/Depressivität in der Montag-Sitzung der ersten Woche
und die signifikante Abnahme von Ärger in der dritten Woche.

Mittwochs zeigen sich eine tendenzielle Zunahme der gehobe-
nen Stimmung in der zweiten Woche und eine signifikante Zunahme von Angst/Depressivität in der vierten Woche.

Tabelle 5: t-Test-Ergebnisse für die Montag- und Mittwoch-
Sitzungen (Überprüfung der signifikanten Interaktionseffekte
der Faktoren Sitzung und Woche)

Subskalen	1.Wo	2.Wo	3.Wo	4.Wo	5.Wo
Gehobene Stimmung		Mi 2.08 5 ≤.05			
Ärger			Mo 2.74 5 ≤.05		
Engagement					Mo -2.39 5 ≤.10
Angst/ Depressi- vität	Mo 4.39 5 ≤.01			Mi -2.65 5 ≤.05	
Teilnahms- losigkeit					
Müdigkeit					Mo -2.43 5 ≤.10

[1] t-Wert, [2] Freiheitsgrade, [3] p-Wert ** p ≤.01, * p ≤.05,
+ p ≤.10

8.2.2 SPEZIELLE ASPEKTE IM BSF-ANTWORTVERHALTEN

Im folgenden wird, analog zu den Einschätzungen des Erlebens
der MT-Sitzungen (MTStb), das Antwortverhalten der Patienten
mittels der Mittelwerte und Standardabweichungen betrachtet
(s.Tabellen IV a-f Anhang S. 5).
Hervorzuheben ist, daß sowohl in der Skala Angst/Depres-
sivität als auch in der Skala Ärger vor-MT und nach-MT in
einer relativ schmalen Bandbreite geantwortet wird, wobei
die Standardabweichung in der Ärgerskala nach-MT kleiner ist
als die für Angst/Depressivität nach-MT.

Tabelle 6: Mittelwerte und Standardabweichungen der BSF-Subskalen Engagement und Teilnahmslosigkeit

Meßzeit-	Teilnahmslosigkeit				Engagement			
punkte	vor-MT		nach-MT		vor-MT		nach-MT	
	$\bar{X}$	SD	$\bar{X}$	SD	$\bar{X}$	SD	$\bar{X}$	SD
montags	1.53	.74	1.52	.68	3.39	.86	3.40	.89
mittwochs	1.61	.79	1.63	.69	3.26	.91	3.21	.96
Gesamt	1.57	.76	1.57	.68	3.33	.88	3.31	.92

Bei "Teilnahmslosigkeit" (Tabelle 6) fallen vor-MT und nach-MT sehr niedrige Gruppenmittelwerte bei geringen Standardabweichungen auf. Auch beim "Engagement" wurde bei relativ hohen Mittelwerten in einer engen Bandbreite geantwortet. Darin könnte sich eine Orientierung am (vermeintlich) sozial Erwünschten und eine daraus resultierende geringe situative Moderierung auszudrücken.

Wegen der inter- wie intraindividuellen Variabilität in Stimmungen sowie MT-Erleben und der kleinen Stichprobe (N=6) wurden die Zusammenhänge zwischen den sechs BSF-Subskalen untereinander sowie zwischen BSF-Skalen und MT-Erleben (MTStb-Skalen) für die einzelnen Meßzeitpunkt-Gruppen mittels der Pearson-Korrelation überprüft (s.Tabelle V, Anhang S. 8).

Es zeigen sich in den Messungen nach den MT-Sitzungen (Montag, Mittwoch und Gesamt) mehr signifikante Korrelationen der Subskalen untereinander als vor den MT-Sitzungen; in allen Bedingungen (Montag vor-MT/nach-MT, Mittwoch vor-MT /nach-MT und Gesamt vor-MT/nach-MT) korrelieren Ärger und Angst/Depressivität hochsignifikant miteinander.

Ärger und Angst/Depressivität korrelieren jeweils positiv mit dem Negativen Erleben bzw. negativ mit dem Positiven Erleben der Musiktherapie (MTStb), allerdings wird das Signifikanzniveau nicht immer erreicht.

Die Pearson-Korrelationen der Stimmungsskalen untereinander
(vor-MT/nach-MT-Sitzungen) sowie mit dem Musiktherapie-
Erleben (MTStb-Skalen) für die verschiedenen Gruppen von
Meßzeitpunkten (Gesamt, montags, mittwochs) zeigen unterschiedlich enge Beziehungen zwischen den einzelnen Dimensionen (s. Tabelle V, Anhang S. 8).
Nach den MT-Sitzungen korreliert für eine Reihe von Sitzungen PosErl signifikant positiv mit Engagement oder negativ
mit Angst/Depressivität.
Interessanterweise nehmen die Höhen der Korrelationen zwischen den Stimmungsdimensionen Ärger und Angst/Depressivität
nach den einzelnen Montag-Sitzungen ab. Hier scheint sich
eine differenziertere Wahrnehmung der eigenen Stimmungen
durch die Patienten anzubahnen. Hierauf wird in späteren Er-
gebnisdarstellungen zurückzukommen sein.

Hinsichtlich der wiederholt als "auffällig" herausgestellten
Sitzungen zeigen sich nach der zweiten Montag-Sitzung und
der vierten Mittwoch-Sitzung jeweils die höchsten negativen
Korrelationen zwischen PosErl und NegErl.

Es sei hier als später zu diskutierende Vermutung angemerkt,
daß Überforderungssituationen in der MT sich vor allem an
Einschätzung der eigenen Position in der Gruppe festmachen.
Es könnte sein, daß die einzelnen Patienten dann, wenn sie
in der MT eine Bedrohungs- bzw. Überforderungssituation sehen, sich auf sich selbst zurückziehen, weil sie zunächst
keine Möglichkeit einer Einflußnahme auf das Gruppengesche-
hen sehen bzw. realisieren zu können glauben.

8.2.4 ZUSAMMENHÄNGE ZWISCHEN DEN STIMMUNGSDIMENSIONEN

Veränderungen in einzelnen Stimmungsdimensionen (BSF-Skalen)
über die Musiktherapie-Sitzungen (vor-MT/nach-MT) werden im
folgenden paarweise zueinander in Beziehung gesetzt.
Die folgenden Tabellen zeigen das Verhältnis der Veränderungen zweier Subskalen über alle Meßzeitpunkte, wobei jeweils

gleichzeitige Abfälle, Gleichbleiben und Anstiege über die
MT-Sitzungen in zwei Stimmungsdimensionen erfaßt werden (gesonderte Berechnungen für montags und mittwochs sind in Tabelle VII (Anhang S. 9) zusammengestellt.

Hier sollen nur auszugsweise dargestellt werden die Zusammenhänge zwischen den Skalen Angst/Depressivität und Ärger
sowie zwischen Teilnahmslosigkeit und Ärger (Tabelle 7a),
Teilnahmslosigkeit und Engagement sowie Angst/Depressivität
und Engagement (Tabelle 7a), die Ergebnisse für die anderen
Subskalen sind in Tabelle VI, Anhang S.9 zusammengefaßt.

Tabelle 7a: Stimmungsänderungen über die MT-Sitzungen - Beziehungen zwischen den BSF-Skalen Ärger und Angst/Depressi-
vität bzw. Teilnahmslosigkeit (n=60)

		Angst/Depressivität				Teilnahmslosigkeit				
Ä		Abf	=	Anst	Summe	Abf	=	Anst	Summe	**Ä**
r	Abf	▨13	5	<u>4</u>	22	▨ 8	8	<u>6</u>	22	**r**
g										**g**
e	=	7	6	3	16	1	11	4	16	**e**
r										**r**
	Anst	<u>5</u>	6	▨11	22	<u>5</u>	9	▨ 8	22	
		<u>9</u>	25	17	18	▨24 <u>11</u>	14	28	18	▨ 16	

*   ns
Abf: Abfall, =: keine Veränderung, Anst: Anstieg,
die mit ▨ markieren Zahlen nennen die Anzahl gleichsinniger,
die unterstrichenen Zahlen die Anzahl gegenläufiger Veränderungen, ns = nicht signifikant, * = ≤.05, ** = ≤.01,

Wie von den Korrelationsberechnungen her zu erwarten, verändern sich Ärger und Angst/Depressivität in 24 von 60 Fällen
gleichsinnig (montags in 10 von 30 Fällen und mittwochs in
14 von 30 Fällen), während nur in 9 von 60 Fällen eine eindeutig umgekehrte Beziehung festzustellen ist und in 6 von
60 Fällen in keiner Dimension Veränderungen erkennbar werden
(Korrelation der prä-post-Differenzen .3840 p≤ 0.05). Ärger
und Teilnahmslosigkeit verändern sich in 16 Fällen von 60
gleichsinnig, in 11 von 60 invers, in 11 Fällen findet sich
in keiner Skala eine Veränderung (Korrelation .1837, ns).

Tabelle 7b: Stimmungsänderungen über die MT-Sitzungen - Beziehungen zwischen den BSF-Skalen Engagement und Teilnahmslosigkeit bzw. Angst/Depressivität (n=60)

		Teilnahmslosigkeit				Angst/Depressivität				
		Abf	=	Anst	Summe	Abf	=	Anst	Summe	
E	Abf	▓ 2	7	10	19	▓ 4	6	9	19	E
n										n
g	=	1	13	6	20	9	6	5	20	g
a										a
g	Anst	11	8	▓ 2	21	12	5	▓ 4	21	g
		21	14	28	18 ▓ 4	21	25	17	18 ▓ 8	

       **   **

Abf: Abfall, =: keine Veränderung, Anst: Anstieg, die mit ▓ markieren Zahlen nennen die Anzahl gleichsinniger, die unterstrichenen Zahlen die Anzahl gegenläufiger Veränderungen, ns = nicht signifikant, * = ≤.05, ** = ≤.01,

Der Erwartung entsprechend verändern sich "Teilnahmslosigkeit" und "Engagement" über die MT-Sitzungen vornehmlich gegenläufig (montags in 13 und mittwochs in 8 Fällen), gleichsinnige Veränderungen imponieren als Ausnahmen. (Korrelation der prä-post-Differenzen -.5608, p≤ 0.05). Auffällig sind die hohen Raten, in denen in beiden Dimensionen keine Veränderung eintritt, was wiederum als Hinweis auf eine Antwort-Tendenz im Sinne der sozialen Erwünschtheit gesehen werden kann.

"Engagement" und "Angst/Depressivität" zeigen ebenfalls in ca. einem Drittel der Fälle gegenläufige Bewegungen, was montags noch deutlicher ist als mittwochs (Korrelation der prä-post-Differenzen -.3601, p≤ 0.05). Die korrelationsstatistischen Zusammenhänge sind in Tabelle 8 zusammengestllt.

Tabelle 8: Beziehungen zwischen Stimmungsveränderungen (Korrelationen der Differenzen vor-MT zu nach-MT) auf den BSF-Skalen

	GeSt	Ärg	Engag	An/De	Teiln
Ärg	-.2583				
Engag	.4894**	-.0894			
An/De	-.3097*	.3840*	-.3601*		
Teiln	-.4771**	.1837	-.5608**	.2991	
Müd	-.3005*	.2145	-.1108	.3206*	.2174

Im Vergleich der Wochentage fallen in Bestätigung der Ergebnisse aus der zweifaktoriellen Varianzanalyse montags häufiger als mittwochs Stimmungsveränderungen auf: Die für die Montag- und Mittwoch-Werte getrennt vorgenommenen Berechnungen (s.Tabelle VIII, Anhang S.11) zeigen, daß die korrelativen Zusammenhänge zwischen den prä-post-Differenzen montags insgesamt schwächer sind als mittwochs. So ist z.b. die Korrelation der prä-post-Differenzen zwischen Ärger und An/De montags schwächer als mittwochs, Ärger und An/De verändern sich montags weniger häufig gleichsinnig von vor-Mt zu nach-MT als mittwochs.

Die Beziehungen zwischen der Stimmungslage (BSF-Skalen) zu Beginn der MT-Sitzung und der Stimmungslage und dem MT-Erleben (MTStb-Skalen) nach den MT-Sitzungen zeigen folgende Korrelationen (Tabelle 9) der vor-MT-Werte mit den nach-MT-Werten.

Die Tabelle zeigt, daß es über die MT-Sitzungen nicht zu einem Stimmungswandel kommt, wohl aber zu Stimmungsmodulationen: Wer vor der MT-Sitzung ängstlich-depressiv, ärgerlich, gehobener Stimmung, engagiert usw. ist, bleibt dies über die MT-Sitzung, nur eben stärker oder schwächer ausgeprägt.

Tabelle 9: Korrelationen der Stimungsskalen vor MT mit den Stimmungskalen und MT-Erleben nach MT (MTStb-Skalen)

vor ↓	nach MT → GeSt	Ärg	Engag	An/De	Teiln	Müd
GeSt	.8175**	-.4550**	.5384**	-.3862*	-.1589	-.3015*
Ärg	-.0341	.6864**	-.0003	.5584**	.3924**	.4566**
Engag	.5008**	-.3091*	.9077**	-.1847	-.4522**	-.6039**
An/De	-.1880	.5515**	-.0768	.8627**	.3656*	.6002**
Teiln	.1173	.4642**	-.2367	.4383**	.7473**	.6180**
Müd	-.0421	.4637**	-.4902**	.4048**	.6880**	.8207**

vor ↓	nach MT → NegErl	PosErl
GeSt	-.5906**	.4253**
Ärg	.0536	-.2518
Engag	-.4030**	.3010*
An/De	.3054*	-.2945
Teiln	.2320	-.1852
Müd	.2841	-.2445

Dabei finden sich enge Beziehungen zwischen den einzelnen
Stimmungsdimensionen: z.B.
Gehobene Stimmung vor Mt korreliert hoch signifikant positiv
mit Engagement nach-MT bzw. negativ mit Ärger, (signifikant)
mit Angst/Depressivität und Müdigkeit, oder
Angst/Depressivität vor-Mt korreliert positiv (hoch-)sig-
nifikant mit Ärger, Teilnahmslosigkeit und Müdigkeit nach
MT.

Eingangsstimmungslage und MT-Erleben:
Die Hypothese, daß die Stimmungslage zu Beginn der MT-
Sitzung mit determiniert, wie die MT-Sitzung erlebt wird,
bestätigt sich ebenfalls:
- Gehobene Stimmung und Engagement zu Beginn der MT-Sitzung
  stehen (hoch) signifikant in positiver Beziehung zu Positivem Erleben der MT-Sitzung, während
- die MT-Sitzungen negativ erlebt werden bei
  Angst/Depressivität sowie bei geringer Ausprägung (oder
  Fehlen) von Gehobener Stimmung und Engagement.
In inhaltlichem Einklang hiermit befindliche Beziehungen
finden sich auch für die anderen Stimmungsdimensionen, allerdings erreichen diese kein Signifikanz-Niveau.

Bei der gesonderten Betrachtung dieser Beziehungen für die
verschiedenen Wochentage getrennt (Tabelle IX a u.b, Anhang
S. 12) zeigt sich, daß die soeben dargestellten Zusammenhänge durchgängig bei den Montag- und Mittwoch-Sitzungen aufzu-
finden sind. Bemerkenswert ist jedoch, daß die beschriebenen
Beziehungen zwischen den Stimmungsdimensionen vor-MT, der
Stimmungslage nach-MT und dem Erleben der Musiktherapie
mittwochs deutlich enger sind als montags.

8.2.5 ZUSAMMENFASSUNG DER STIMMUNGSVERÄNDERUNGEN

Folgende Ergebnisse können im Hinblick auf Stimmungseffekte
hervorgehoben werden:
- Die Musiktherapie führt zu Stimmungsmoderationen und
  -akzentuierungen (nicht aber zu Stimmungswandel), die an
  den Wochentagen Montag und Mittwoch deutliche Unterschiede
  aufweisen. Montags sind ausgeprägtere Differenzen von vor-
  MT zu nach-Mt zu finden, montags ist die Eingangsstimmungslage weniger eng mit der Gestimmtheit nach der MT
  verbunden. Veränderungen in den verschiedenen Stimmungsdimensionen hängen weniger eng zusammen als mittwochs. Montags scheinen die Teilnehmer prägnanter emotionale Veränderungen in der MT-Sitzung zu erfahren als mittwochs. Der
  Einfluß der MT scheint mittwochs geringer als montags.

- Dies zeigt sich in unterschiedlichen Ergebnissen der für
  die Montag- und Mittwoch-Sitzungen getrennt berechneten
  zweifaktoriellen Varianzanalyse: Montags - nicht mittwochs
  - zeigen sich Haupteffekte hinsichtlich der Entwicklung
  von Angst/Depressivität über die Sitzungen sowie von Ärger
  über die fünf Untersuchungswochen. Für Mittwoch finden
  sich lediglich signifikante Interaktionseffekte (vor-
  MT/nach-MT x Woche) für Entwicklungen in den Dimensionen
  Engagement und Teilnahmslosigkeit, die auch montags nachweisbar sind.

- Ärger und Angst/Depressivität verändern sich über die MT-
  Sitzungen häufig gleichsinnig steigend oder fallend, dieser Zusammenhang ist mittwochs deutlicher als montags.

- Nur vier von sechs Stimmungsdimensionen des BSF zeigen in
  den drei- und zweifaktoriellen Varianzanalysen signifikante Veränderungen über die MT-Sitzungen bzw. Wochen, Gehobene Stimmung und Müdigkeit zeigen zuwenig Varianz.

- Die Gruppenmittelwerte und Standardabweichungen zeigen
  insbesondere bei Engagement und Teilnahmslosigkeit, daß

vor- und nach-MT in einer engen Bandbreite (s ≤.90) geantwortet wurde. Es zeigt sich ein Bodeneffekt in der Dimension Teilnahmslosigkeit und ein Deckeneffekt bei der Skala
Engagement. Darin könnte sich eine (Außen-) Orientierung
am (vermeintlich) sozial Erwünschten und ein daraus resul-
tierendes geringes situatives Änderungspotential auszudrücken.

- Die Stimmungsskalen zeigen wie die MT-Erlebens-Skalen
  (MTStb) nach der 2. Montag- und 4. Mittwoch-Sitzung besonders ausgeprägt negativ getönte Stimmungen und Negatives
  (MT)-Erleben: nach der 2. Montagssitzung sind Ärger und
  Teilnahmslosigkeit erhöht, nach der 4. Mittwochssitzung
  steigt außerdem noch Angst/Depressivität an und fällt Engagement ab.

- In der dreifaktoriellen Varianzanalyse (Tabelle 3) zeigen
  sich in keiner Stimmungsdimension ein Haupteffekt vor-
  Mt/nach-MT aber ein Haupteffekt Woche und Interaktionseffekte von "Woche" x "vor-MT/nach-MT" oder " Woche" x "Mon-
  tag/Mittwoch". Diese Ergebnisse belegen, daß die Eingangsstimmungen und deren Veränderungen in der MT von den verschiedenen Untersuchungswochen und entsprechenden Wochentagen abhängig sind. In der Stimmungsdimension Ärger z.B.
  (s. Abbildung 3), sind im Verlauf der 10 Sitzungen größere
  Unterschiede von Sitzung zu Sitzung als über die einzelnen
  Sitzungen zu sehen.

- Wie erwartet, zeigen sich enge korrelative Zusammenhänge
  zwischen den Stimmungsdimensionen und MT-Erlebensdimen-
  sionen a) vor den MT-Sitzungen, b) nach den MT-Sitzungen
  mit den MTStb-Skalen:
  1. positive Korrelationen zwischen den eher positiv getön-
     ten Stimmungsskalen Gehobene Stimmung, Engagement und
     Positives Erleben und
  2. positive Korrelationen zwischen den negativ getönten
     Skalen Ärger, Angst/Depressivität, Teilnahmslosigkeit,
     Müdigkeit und Negatives Erleben und

3. Positive Korrelationen zwischen positiv getönten Eingangsstimmungen und positivem Musiktherapie erleben sowie negativ getönte Eingangsstimmungen mit negativem
   Musiktherapieerleben,
4. jeweils negative Korrelationen zwischen diesen Skalen-
   Gruppen.
   Dies deutet für die untersuchten Patienten auf ein
   zweidimensionales Erlebens- bzw. Stimmungskonzept mit
   den Polen "positiv" versus "negativ" hin.

8.3. ERGEBNISSE DER SPEICHELUNTERSUCHUNGEN

In Berücksichtigung der eingangs dargestellten, in der Literatur kritischen Diskussion methodischer Aspekte der Analyse von Speichel-IgA (sIgA) werden Konzentrationen und Sekretionsraten für IgA (sIgA-Konz, sIgA-Sekr) und für Speichel-Cortisol (sCort-Konz, sCort-Sekr) - ermittelt und zur Auswertung herangezogen.

8.3.1 VARIANZANALYTISCHE AUSWERTUNG DER SPEICHELPARAMETER I

Die statistische Überprüfung der Veränderungen in den Speichelparametern sIgA, sCort und der Speichelmenge über alle Sitzungen mittels einer dreifaktoriellen Varianzanalyse zeigt folgende Ergebnisse:

a) sIgA- und sCort-**Konzentrationen**:

Tabelle 10a. Veränderungen in den Speichelparametern (SP: Konzentration) - Ergebnisse der dreifaktoriellen Varianzanalyse mit Meßwiederholung mit den Within-Faktoren 1."Sitzung" (Stufen: vor-MT/ nach-MT = v/n), 2."Wochentag" (Stufen: Montag/ Mittwoch = Mo Mi), 3."Woche" (Stufen: 1.-5. Woche = Wo)

Speichel	vor-MT nachMT (HE)	Wo HE	Mo Mi HE	vn Woche (IE)	vn MoMi (IE)	Woche MoMi (IE)	Woche vn MoMi (IE)	
sIgA-Konz	21.29 1;5			2.47 4;20			3.14 4;20 ε.5339	n=6
	≤.01**			≤.10 +			≤.10 +	
sCort-Konz						2.48 4;20 ε.8222 ≤.10 +		

Anmerkungen:[1] F-Wert, [2] unkorrigierte Freiheitsgrade Huynh-Feld Epsilon ε = 1.00000 oder in Tabelle angegeben, [3] p - Wert:** p ≤.01, * p ≤.05, + p ≤.10,

Für die sIgA-Konzentration finden sich signifikante Anstiege über die Musiktherapiesitzungen entsprechend eines Hauptef-

fektes (vor-MT im Mittel 134.89 mg/l, nach-MT im Mittel
183.95 mg/l) und zwei tendenziell signifikante Interaktionseffekte der Faktoren vor-MT/nach-MT x Woche und der Faktoren
vor-Mt/nach-MT x Woche x Montag/Mittwoch.
Die sCort-Konz zeigt nur einen tendenziell signifikanten Interaktionseffekt zwischen Woche und Montag/Mittwoch.

b) Für die **Speichelmenge** zeigte sich in der dreifaktoriellen
   Varianzanalyse weder ein signifikanter Haupt- noch ein
   signifikanter Interaktionseffekt.

c) sIgA-und sCort-**Sekretionsraten** (Konzentrationsmaße x
   Speichelmenge)

Tabelle 10b. Veränderungen in den Speichelparametern (SP:
Sekretion) - Ergebnisse der dreifaktoriellen Varianzanalyse
mit Meßwiederholung mit den Within-Faktoren 1."Sitzung"
(Stufen: vor-MT/nach-MT = vn), 2."Wochentag" (Stufen: Mon-
tag/ Mittwoch = Mo Mi), 3."Woche" (Stufen: 1.-5. Woche = Wo)

Speichel	vor-MT nachMT (HE)	Wo HE	Mo Mi HE	vn Woche (IE)	vn MoMi (IE)	Woche MoMi (IE)	Woche vn MoMi (IE)	
sIgA-Sekr	6.16 1;5 ≤.10 +							n=6
sCor-Sekr	5.24 1;5 ≤.10 +					3.55 4;20 ε.7806 ≤.10 +	2.45 4;20 ε.7607 ≤.10 +	

Anmerkungen:[1] F-Wert, [2] unkorrigierte Freiheitsgrade Huynh-
Feld Epsilon ε = 1.00000 oder in Tabelle angegeben, [3] p -
Wert:** p ≤.01, * p ≤.05, + p ≤.10

Tendenziell zeigt sich ein Haupteffekt vor-MT/nach-MT in der
sIgA-Sekr (Mittelwert-Anstieg von 274.23 mg/l/5min auf
336.28 mg/l/5min) und der sCort-Sekr (Mittelwert-Abfall von
26.90 µg/ml/5min auf 11.72 µg/ml/5min).
Die Abbildungen 13a/b/c (auf den folgenden Seiten) zeigen
die Veränderungen über die MT-Sitzungen für die Speichelmenge, die sIgA-Konz und -Sekr-Werte, die, - den eingangs be-

schriebenen methodischen Problemen Rechnung tragend -, vergleichend betrachtet werden.
Bei der Speichelmenge (Abbildung 13a) fallen die nach-MT-
Werte weniger unterschiedlich aus als die erheblich schwan-
kenden Speichelmengen vor den MT-Sitzungen. Der zweite Montag fällt mit dem niedrigsten vor-MT-Wert und dem höchsten
nach-MT-Wert auf.

Bei der **sIgA-Konz** (Abbildung 13b) finden sich, abgesehen von
den Sitzungen am 2. Montag und 5. Mittwoch, an allen Unter-
suchungstagen niedrigere Werte vor-MT als nach-MT.
Der auffallende Befund der sIgA-Konz-Abnahme über die zweite
Montag-Sitzung findet in den **sIgA-Sekr-Werte** keine Entpre-
chung (Abbildung 13c).
Die Graphiken zu den Veränderungen von sIgA-Konz und sMengen
zeigen fast durchgängig gegenläufige Bewegungen.

Für die sIgA-Sekr ist hervorzuheben, daß diese am 2. Montag,
im Gegensatz zum Verhalten von IgA-Konz, angestiegen ist von
vor-MT zu nach-MT - wie in allen anderen Sitzungen auch.

Bezüglich des Verhältnisses von Konzentration und Sekretion
des sCortisol (Abbildungen 14 a u.b) zeigt sich ein ähnliches Bild wie bei sIgA-Konz und -Sekr.

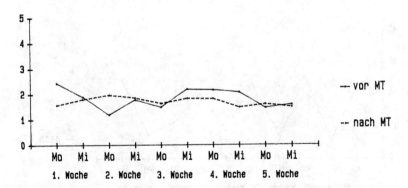

Abbildung 13a. **Speichelmenge:** Veränderungen über 10 MT-
Sitzungen

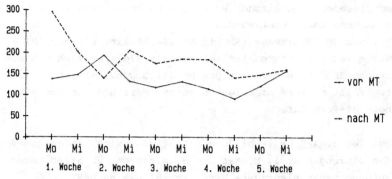

Abbildung 13b. **sIgA-Konz**: Veränderungen über 10 MT-Sitzungen

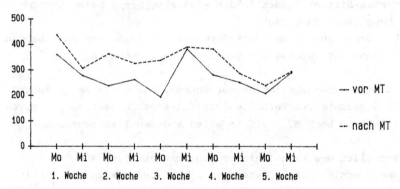

Abbildung 13c.**sIgA-Sekr**: Veränderungen über 10 MT-Sitzungen

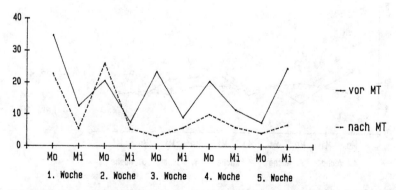

Abbildung 14a.**sCort-Konz**: Veränderungen über 10 MT-Sitzungen

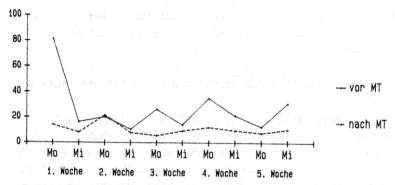

Abbildung 14b. **sCort-Sekr**: Veränderungen über die 10 MT-Sitzungen

Die <u>sCort-Konz</u> (Abbildung 14a) liegen mit Ausnahme der 2. Montag-Sitzung durchgängig nach den MT-Sitzungen niedriger als vor den MT-Sitzungen. Interessant ist hier zudem, daß die Werte vor den Sitzungen deutliche Schwankungen aufweisen:

- montags vor-MT liegen die sCort-Konz-Werte höher als mittwochs vor-MT (Ausnahme: 5. Woche),
- nach den Sitzungen sind die Werte relativ niedrig nivelliert (Ausnahmen 1.u.2. Montag).

Wieder fällt die 2. Montagsitzung auf. Wie schon bei der sIgA-Konz und den psychologischen Variablen, findet sich hier nämlich nach-MT eine erhöhte sCort-Konz. Bei der sCort-Sekr (Abbildung 14b) "verschwindet" dieser Effekt, die vor-MT und nach-MT-Werte der sCort-Sekr liegen eng beeinander.

Wie schon bei der sIgA-Konz bzw.-Sekr wird bei der sCort-Konz und sCort-Sekr an der 2. Montag-Sitzung deutlich, daß über Zunahmen in der sMenge Verdünnungseffekte mit geringeren Konzentrationen eintreten. So finden sich höhere Konzentrationen fast nur bei geringen sMengen. Da sich dieser Zusammenhang aber nur einmal so deutlich zeigt, erscheint es derzeit nicht gerechtfertigt, einem der beiden Parameter, Konzentration oder Sekretion, den Vorrang einzuräumen.

Hier werden deshalb für weitere statistische Berechungen jeweils die Konzentrations- und die Sekretionswerte herangezogen.

8.3.2 VARIANZANALYTISCHE AUSWERTUNG DER SPEICHELPARAMETER II

Eine zweifaktorielle Varianzanalyse mit Meßwiederholungen
der Speichel-Variablen mit den Within Faktoren "Sitzung"
(Stufen: vor-MT/nach-MT = vn) und "Woche" (Stufen: 1.-5. Woche) wurde für Montag und Mittwoch hinsichtlich der vermute-
ten Wochentag-Effekte getrennt berechnet. Auch hier zeigen
sich, wie für die psychologischen Dimensionen, unterschiedliche Ergebnisse für die Montag- und Mittwoch-Sitzungen (Tabelle 10a).

IgA- und Cort-**Konzentration:**

Tabelle 11a. Veränderungen in den Speichelparametern (SP:
Konzentration) in den Montag-Sitzungen, Ergebnisse der
zweifaktoriellen Varianzanalyse mit Meßwiederholung mit den
Within-Faktoren 1."Sitzung" (Stufen: vor-MT/nach-MT = vn),
2."Woche" (Stufen: 1.-5. Woche)

Parameter	vor-MT/ nach-MT (HE)	Woche (HE)	vn Woche (IE)	
IgA-Konz	7.31^{1} $1;5^{2}$ $\leq 0.05^{3}$ *		4.71 4;20 $\epsilon.79478$ ≤ 0.05 *	n=6
Cort-Konz	4.13 1;5 ≤ 0.10 +			

[1] F-Wert, [2] unkorrigierte Freiheitsgrade, Huynh-Feld Epsilon
$\epsilon=1.00000$ oder in Tabelle angegeben, [3] p-Wert:** $p \leq .01$, *
$p \leq .05$, + $p \leq .10$

Bemerkenswert ist der Anstieg der sIgA-Konz montags über die
MT-Sitzungen (Mittelwert vor-MT 137.42 mg/l auf Mittelwert
188.71 mg/l nach-MT) und der Abfall der sCort-Konz montags
(Mittelwerte vor-MT 21.33 µg/ml auf Mittelwert 13.24 µg/ml
nach-MT). Zudem findet sich montags noch ein signifikanter Interaktionseffekt: mit Ausnahme der 2. Woche finden sich nach-MT
höhere sIgA-Konz als vor den MT-Sitzungen.
Mittwochs zeigen sich keine signifikanten Effekte für die
Konzentrationen.

IgA- und Cort- **Sekretionsraten:**

Tabelle 11b. Veränderungen in den Speichelparametern (SP:
Sekretion) in den Montag-Sitzungen, Ergebnisse der zweifaktoriellen Varianzanalyse mit Meßwiederholung mit den Within-
Faktoren 1."Sitzung" (Stufen: vor-MT/nach-MT = vn), 2."Woche" (Stufen: 1.-5. Woche)

Parameter	vor-MT/ nach MT (HE)	Woche (HE)	vn x Woche (IE)	
sIgA-Sek	8.02^1 $1;5^2$ $\leq 0.05^3$ *			n=6
sCor-Sek	4.28 1;5 ≤ 0.10 +	3.49 4;20 $\epsilon.34113$ ≤ 0.10 +		

Anmerkungen: [1] F-Wert, [2] unkorrigierte Freiheitsgrade,
Huynh-Feld Epsilon $\epsilon=1.00000$ oder in Tabelle angegeben, [3] p-
Wert: ** p $\leq .01$, * p $\leq .05$, + p $\leq .10$

Für die Montag-Sitzungen sind Veränderungen über die MT-
Sitzungen (v/n) für die sIgA-Sekretion auf dem 5% Niveau und
für die sCortisol-Sekretion auf dem 10% Niveau signifikant.
Die sIgA-Sekr steigt im Mittel von vor-MT (Mittelwert 266.01
mg/l/5min) zu nach-MT (Mittelwert 352.03 mg/l/5min), die
sCort-Sekr fällt von vor-MT (Mittelwert 35.13 µg/ml/5min) zu
nach-MT (Mittelwert 14.28 µg/ml/5min) ab.

Ein tendenziell signifikanter Wocheneffekt zeigt sich montags bei Cort-Sekr: im Verlauf fällt ein deutlich erhöhter Wert in der ersten Woche auf, der zur zweiten Sitzung abfällt und sich in den weiteren Sitzungen wenig verändert.

Für die Mittwoch-Sitzungen finden sich keine signifikanten Haupt- und Interaktionseffekte.

Bei der **Speichelmenge** zeigt sich ein Interaktionseffekt bezüglich der Within-Faktoren "Sitzung" (vor-MT/nach-MT) und "Woche" auf dem 5% Niveau nur für montags (F= 4.16, df 4;20, p≤.05). In der Graphik (Abbildung 13a) ist eine deutliche Veränderung von der 1. auf die 2. Woche mit abfallenden vor-MT- und steigenden nach-MT-Werten zu sehen.

Mittels t-Tests wurden die Interaktionseffekte vor-MT/nach-MT x Woche für sIgA-Konz und -Sekr, für sCort-Konz und -Sekr sowie für die sMenge pro Sitzung überprüft.
Dabei zeigen sich montags für die sIgA-Konz für die erste (t (5)=-3.67;≤.05), dritte (t (5)=-2.07; ≤.10) und vierte Sitzung (t (5)= -3.24;≤.05) tendenzielle bzw. signifikante Effekte, für die sCort-Konz findet sich ein tendenzieller Effekt für die 1. Sitzung (t (5)= 2.31; ≤.10).
Mittwochs findet sich für sIgA- und sCort-Konz kein signifikanter Sitzungseffekt.
Bei der Speichelmenge findet sich nur für die 4. Montag-Sitzung ein auf dem 5% Niveau signifikanter Effekt (t (5)-=3.42).

Für sIgA-Sekr und der sCort-Sekr wurden weder montags noch mittwochs im t-Test Sitzungseffekte signifikant.

Im weiteren wurden (wie schon für die Stimmungs- und Erlebensskalen) für die Konzentrationen und Sekretionswerte Korrelationen der Speichelparameter untereinandner berechnet.

Die folgende Tabelle 11 zeigt die Ergebnisse der vor- bzw.
nach-MT-Messungen (für montags und mittwochs getrennt be-
rechnete Korrelationen sind in Tabelle X, Anhang S. 13 zusammengestellt).

Tabelle 12. Zusammenhänge der Speichelparameter (SP): Korrelationen von sIgA-Konz und -Sekr, sCort-Konz und -Sekr sowie
sMenge

Gesamt vor MT

	sIgA-Konz	sCort-Konz	sIgA-Sekr	sCort-Sekr
sCort-Konz	-.0165			
sIgA-Sekr	.6561**	-.1427		
sCort-Sekr	-.0040	.8313**	.1348	
sMenge	.1849	-.1387	.8236**	.2326

Gesamt nach MT

	sIgA-Konz	sCort-Konz	sIgA-Sekr	sCort-Sekr
sCort-Konz	.1175			
sIgA-Sekr	.6865**	-.0692		
sCort-Sekr	.2757	.9044**	.2337	
sMenge	.1676	-.2377	.7836**	.0455

Für alle Meßzeitpunktgruppen (Gesamt, montags und mittwochs
jeweils vor-MT und nach-MT) stehen die sIgA-Konz und sMenge
in einem schwach positiven, die sCort-Konz und sMenge in einem schwach negativen korrelativen Zusammenhang.
Die Vorzeichen der Korrelationen von sIgA-Sekr bzw. sCort-
Sekr mit der sMenge wechseln uneinheitlich.
Anzumerken ist noch, daß vor den Musiktherapiesitzungen
sIgA-Konz mit sCort-Konz sehr schwach **negativ** korreliert
(ns), nach-MT schwach **positiv** (ns). Ähnliche Verhältnisse
zwischen sIgA-Sekr und sCort-Sekr zeigen sich nicht.

Da in den Verlauf-Graphiken (Abbildungen 13 a u.b) ein ge-
genläufiges Verhalten von sMenge und sIgA-Konz angedeutet
ist, dieses sich aber nicht mit den positiven Korrelationen
zwischen IgA-Konz und Menge deckt, sollen folgende Streudiagramme (Abbildung 15a u.b) die Beziehungen zwischen sIgA-
Konz und sMenge verdeutlichen.

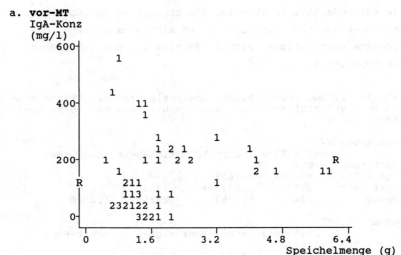

a. **vor-MT**

Korrelation .18492, Sign. .1572, n = 60

b. **nach-MT**

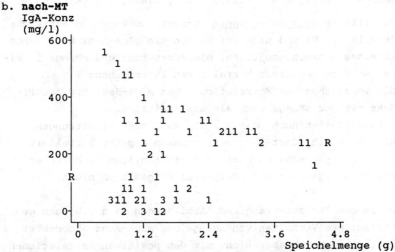

Korrelation .16755, Sign. .2007, n = 60

Abbildung 15a u.b. Beziehungen von sIgA-Konz und sMenge;
Zweidimensionales Streudiagramm mit Regressionsgerade (die
Ziffern bezeichnen die Häufigkeit der an dieser Position
vorkommenden Wertepaare)

Die Streudiagramme für das Verhältnis von sIgA-Konz und
sMenge zeigen vor-MT und nach-MT, daß die hohen (speziell
die höchsten) Konzentrationswerte nur bei den niedrigen
(niedrigsten) bis mittleren Speichelmengen zu finden sind,
obwohl sich eine schwach positive (nicht signifikante) Korrelation findet.

Der in der Literatur beschriebene inverse Zusammenhang zwischen sIgA-Konz und Speichelmenge wird durch die hier vorliegenden Ergebnisse nicht widerlegt, da hohe Konzentrationen nicht im oberen Bereich der sMengen zu finden sind.

Auch bei der sCort-Konz sind hohe Werte nur bei geringen und
mittleren sMengen zu finden (Abbildung 16a u.b).

a. vor-MT

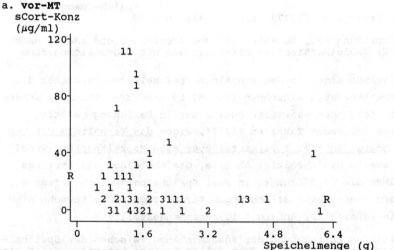

Korrelation -.13867, Sign. .2907, n = 60

Abbildung 16a. Zusammenhang von sCort-Konz und sMenge vor-
MT; Zweidimensionales Streudiagramm mit Regressionsgerade

- 114 -

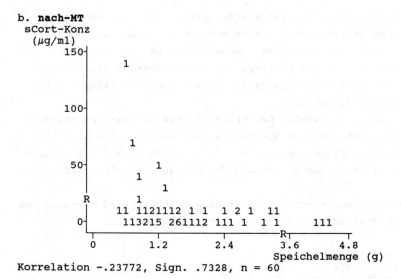

b. nach-MT
scCort-Konz
(µg/ml)

Korrelation -.23772, Sign. .7328, n = 60

Abbildung 16b. Zusammenhang von sCort-Konz und sMenge nach-MT; Zweidimensionales Streudiagramm mit Regressionsgerade

Veränderungen in den einzelnen Speichelparametern über die Musiktherapie-Sitzungen (vor-MT zu nach-MT-Sitzungen) werden im folgenden paarweise zueinander in Beziehung gesetzt. Die folgenden Tabellen (12 ff)zeigen das Verhältnis der Veränderungen zweier Parameter über alle Meßzeitpunkte, wobei jeweils gleichzeitige Abfälle, Gleichbleiben und Anstiege über die MT-Sitzungen in zwei Speichelparametern erfaßt werden (gesonderte Berechnungen für montags und mittwochs sind in Tabelle XI, Anhang S.13 zusammengestellt).

Bei der Betrachtung der Zusammenhänge zwischen den Speichelparametern sIgA und sCort fallen geringe Unterschiede in den Ergebnissen der Sekretionsraten und der Konzentrationswerte auf: Auf der Ebene der Konzentrationswerte als auch auf der Ebene der Sekretionsraten zeigen sich die erwarteten gegenläufigen Veränderungen von sIgA und sCort von vor-MT zu nach-MT nicht. In mehr als der Hälfte aller Fälle ist ein Anstieg in der sMenge mit einem Abfall der sIgA-Konz und vice versa verbunden, dieser Zusammenhang zeigt sich prüfstatistisch gegen den Zufall gesichert (s. Tabelle 14).

Tabelle 13a. Veränderungen in den Speichelparametern über die MT-Sitzungen - Beziehungen zwischen IgA-Konz und Cort-Konz, IgA-Konz und Menge, Cort-Konz und Menge

sIgA-Konz

		sCort-Konz				sMenge			
		Abf	=	Anst	Summe	Abf	=	Anst	Summe
	Abf	▨10	1	_6_	17	▨7	2	_8_	17
	=								
	Anst	_25_	4	▨14	43	_26_	3	▨14	39
	_31_	35	5	20	▨24 _34_	33	5	22	▨21

ns   **

Cort-Konz

		sMenge			
		Abf	=	Anst	Summe
	Abf	▨23	3	_9_	35
	=	2	1	2	5
	Anst	_8_	1	▨11	20
	_17_	15	4	11	▨34

ns

Tabelle 13b. Veränderungen in den Speichelparametern über die MT-Sitzungen - Beziehungen zwischen IgA-Sekr und Cort-Sekr, IgA-Sekr und Menge, Cort-Sekr und Menge

sIgA-Sekr

		sCort-Sekr				sMenge			
		Abf	=	Anst	Summe	Abf	=	Anst	Summe
	Abf	▨15	1	_5_	21	▨15	2	_4_	21
	=								
	Anst	_22_	4	▨13	39	_18_	3	▨18	39
	_27_	37	5	18	▨28 _22_	33	5	22	▨33

ns   **

Cort-Sekr

		Menge			
		Abf	=	Anst	Summe
	Abf	▨27	3	_7_	37
	=	2	1	2	5
	Anst	_4_	1	▨13	18
	_11_	33	5	22	▨40

*

Abf: Abfall, =: keine Veränderung, Anst: Anstieg, die mit ▨ markieren Zahlen nennen die Anzahl gleichsinniger, die unterstrichenen Zahlen die Anzahl gegenläufiger Veränderungen, ns = nicht signifikant, * = ≤.05, ** = ≤.01

In Tabelle 14 sind die Korrelationen der Differenzen vor-Mt/
nach-MT der Speichelparameter gelistet. Für die Montags-und
Mittwochswerte getrennt vorgenommene Berechnungen sind in
Tabelle XII, Anhang S.15 zusammengestellt.

Tabelle 14. Beziehungen zwischen Veränderungen der Speichelparameter (Korrelationen der Differenzen vor-MT/nach-MT)

	sIgA-Konz	sCort-Konz	sMenge	sIgA-Sekr
sCort-Konz	-.0380			
sMenge	-.3924**	-.0236		
sIgA-Sekr	.2031	-.0473	.6235**	
sCort-Sekr	-.2016	.7093**	.3772*	.1897

Die Korrelationskoeffizienten unterstreichen die zuvor beschriebenen geringen Veränderungszusammenhänge zwischen
sIgA-Konz und sCort-Konz bzw. sIgA-Sekr und sCort-Sekr über
die MT-Sitzungen.

Die Kurzzeitstabilität von Konzentrationen und Sekretionswerten (Korrelationen der Sekretions- und Konzentrationswerte für Montag und Mittwoch vor-MT, Montag und Mittwoch nach-
MT, Montag vor-MT und nach-MT und Mittwoch vor-MT und nach-
MT) sind in den Tabellen XIII a u.b, Anhang S.15 zusammengefaßt. Wie auch von Ernst et al. (1987) beschrieben, finden
sich auch in dieser Studie höhere Kurzzeitstabilität für die
Sekretion im Vergleich zur Konzentration.

**8.3.3 ZUSAMMENFASSUNG DER ERGEBNISSE DER SPEICHELUNTER-
SUCHUNG**

Zusammenfassend kann festgehalten werden, daß offenbar in
der Musiktherapie die Immunkompetenz der Teilnehmer positiv
beeinflußt werden kann: überwiegend steigen die sIgA (-Konz
+ -Sekr) über die MT-Sitzungen an, während das sCort (-Konz
+ -Sekr) fällt.
Wie bei den psychologischen Parametern zeigen sich montags
bei allen Speichelparametern (sIgA-Konz, sCort-Konz, sIgA-
Sekr, sCort-Sekr und sMenge) mehr signifikante Haupt- und
Interaktionseffekte als mittwochs.

Im Verlauf der Untersuchungsperiode lassen sich für bestimmte Sitzungen in Parallele zu den psychologischen Parametern
auffällige Befunde festhalten: Die durch hohes Negatives Erleben und erhöhte negativ getönte Stimmungen auffallenden
Sitzungen am 2. Montag- und 4. Mittwoch finden in den physiologischen Ergebnissen für die 2. Montag-Sitzung Entspre-
chungen:

Bezüglich der sIgA-Konz fällt der 2. Montag im Verlauf durch
hohe vor-MT- und niedrigere nach-MT-Werte auf. Bei der
sCort-Konz imponieren hohe Werte zu beiden Meßzeitpunkten am
2. Montag, wobei der Wert nach-MT über dem vor-MT-Wert
liegt.

Diese Veränderungen zeigen, den Hypothesen für die Speichelparameter folgend, an, daß diese Sitzung vorzugsweise als
Distreß erlebt worden sein dürfte. Stützte man sich eher auf
die theoretisch günstigere Variable "Sekretionsrate", die
sämtliches sezernierte sIgA erfassen sollte, so wäre dieser
Effekt "verdünnt" und nicht mehr sicher auffindbar: die
sIgA-Sekr zeigt sogar einen höheren Wert nach-MT als vor-MT-
Wert.

Obwohl sIgA-Konz und sMenge vor-MT wie nach-MT schwach positiv miteinander korrelieren, sind hohe Konzentrationswerte
nur bei niedrigen bis mittleren sMengen zu finden. Letzteres
ließ sich ebenfalls für den Zusammenhang von sCort-Konz und
sMenge zeigen.
Insgesamt deuten die Ergebnisse der vorliegenden Studie auf
komplexe Zusammenhänge zwischen der Höhe der Konzentrationen
und der jeweiligen Speichelmenge hin. Bezüglich der Sekretionsraten besteht eine gewisse Unsicherheit, ob entgegen
der Anweisung, den gesamten Speichel über 5 min zu sammeln,
doch versehentlich Speichel geschluckt wurde.

Korrelations- und prüfstatstisch läßt sich der erwartete inverse Zusammenhang zwischen den Speichelparametern IgA und
Cort weder über die Korrelationen aller vor-MT und nach-MT-
Werte noch über Korrelationen der vor-Mt/nach-MT-Differenzen
in den Werten dieser Parameter gegen den Zufall sichern. An-

dererseits wird dieser Zusammenhang deutlich, wenn pro Patient und Sitzung die beiden Parameter hinsichtlich ihrer Anstiege und Abfälle (oder Gleichbleiben) aufeinander bezogen werden. Angesichts des Fehlens von Normwerten wegen der enormen intra- und interindividuellen Reaktionsunterschiede ordnen wir das negative prüfstatistische Ergebnis als ß-Fehler ein und gehen von einem inversen Zusammenhang von s-IgA- und sCort-Sekretion bei streßhaftem Erleben der MT-Sitzungen aus.

Den Hypothesen zu Indikatoren von Eustreß und Distreß entsprechend, scheinen die MT-Sitzungen mehrheitlich im Sinne von Eustreß erlebt zu werden: die sIgA-Konzentration steigt mehrfach häufiger als daß sie fällt, die sCortisol-Konzentration fällt mehrfach häufiger als daß sie steigt.

Die Sekretionsraten haben sich in der vorliegenden Untersuchung als sehr störanfällige Parameter erwiesen. Um sich auf ihn hinreichend verlassen zu können, müßte die tatsächliche Speichelmenge im interessierenden Intervall zuverlässig gesammelt werden können, was insbesondere auch bei unsicher ängstlichen Patienten ohne kontinuierliches Absaugen und Auffangen kaum möglich ist. Eine solche Maßnahme würde aber bereits ihrerseits einen stark aversiven Reiz (Streß) darstellen.

8.4. BEZIEHUNG ZWISCHEN PHYSIOLOGISCHEN UND PSYCHOLOGISCHEN PARAMETERN

Wie jeweils für Zusammenhänge im Verhalten der Variablen in den einzelnen Systemebenen (psychologische und physiologische) im wesentlichen korrelationsstatistisch geprüft wurden, sollen im folgenden die Beziehungen der Parameter aus den verschiedene Systemebenen untereinander (Speichelparametern, Stimmungen und MT-Erleben) korrelationstatistisch untersucht werden. Die für montags und mittwochs getrennten Korrelationsmatrixen zeigt Tabelle XIV, Anhang S.17.

Tabelle 15. Zusammenhänge von psychologischen und physiologischen Parametern: Korrelationen von Stimmungen, MT-Erleben
und sIgA- sowie sCort-Konzentrationen bzw. -Sekretionsraten
vor und nach allen MT-Sitzungen

vor allen Mt-Sitzungen

	sIgA-Konz	sCort-Konz	sIgA-Sekr	sCort-Sekr	sMenge
GeSt	.1778	.0594	.1126	-.0374	-.0363
Ärg	.3649*	.1506	.1493	.1228	.0009
Engag	.2804	.3925**	.1546	.3393*	.0286
An/De	.0018	.3042*	-.3759*	.1696	-.3929**
Teiln	.1629	-.0193	-.1939	-.1395	-.2974
Müd	.0109	-.0069	-.2309	-.0682	-.2529

nach allen MT-Sitzungen

	sIgA-Konz	sCort-Konz	sIgA-Sekr	sCort-Sekr	sMenge
GeSt	.4844**	-.0855	.3185*	.0131	.1285
Ärg	-.0899	.1260	-.1177	.0810	-.1472
Engag	.4913**	.2797	.2895	.3869*	.0537
An/De	-.1935	.1868	-.3780*	.0216	-.3857*
Teiln	-.0740	-.1625	-.0690	-.1629	-.0485
Müd	-.1812	-.0643	-.2788	-.1608	-.2787
NegErl	-.4484**	.1906	-.4258**	.0693	-.3079
PosErl	.2128	-.0723	.2372	.0519	.2286

Vor-MT zeigen sich signifikante positive Zusammenhänge zwischen sIgA-Konz und Ärger, sCort-Konz mit Engagement und
Angst/Depressivität. Die sMenge korreliert negativ signifikant mit Angst/Depressivität.

Übereinstimmende Zusammenhänge von Konzentrations- und Sekretionswerten finden sich lediglich in einem einzigen Fall:
bei Cortisol und Engagement.

Nach-MT finden sich für die sIgA-Konz hochsignifikante Zusammenhänge: positiv mit Gehobener Stimmung und Engagement,
negativ mit der Skala Negatives Erleben des MTStb.

Wieder stehen Speichelmenge und Angst/Depressivität in einem
signifikant negativen Verhältnis.

Bei den Sekretionswerten zeigen sich (wie bei der Konzentration) signifikante Beziehungen positiv zwischen sIgA und
Gehobener Stimmung und Negativem Erleben, sowie (anders als

für die Konzentration) negativ zwischen sIgA-Sekr und
Angst/Depressivität. Wie vor den MT-Sitzungen korreliert die
sCort-Sekr positiv mit dem Engagement.

Offenbar verursacht die Speichelmenge, die vor- und nach-MT
negativ mit An/De korreliert, den signifikant negativen Zusammenhang zwischen sIgA-Sekr und Angst/Depressivität vor-
und nach-MT.
Dies weist darauf hin, daß auch die Speichelmenge als eine
psychophysiologische Größe Relevanz haben dürfte, allerdings
hinsichtlich ihrer definitiven Ermittlung erhebliche Anforderungen an das Kooperationsvermögen der Patienten stellt.
Da die Speichelmenge in die Sekretionsrate eingeht, zeigt
sich letztere aus unserer Sicht derzeit als problematischer,
wenig zuverlässiger Parameter für psychophysiologische Untersuchungen an Patienten.

Veränderungen in den einzelnen Stimmungsdimensionen (BSF-
Skalen, Variablen auf der psychologischen Ebene) und in den
einzelnen Speichel-Parametern (Variablen auf der physiologischen Ebene) über die Musiktherapie-Sitzungen (vor-MT zu
nach-MT) werden im folgenden paarweise zueinander in Beziehung gesetzt.

Die folgenden Tabellen (16 a u.b) zeigen das Verhältnis der
Veränderungen zweier Variablen über alle Meßzeitpunkte, wobei jeweils gleichzeitige Abfälle, Gleichbleiben und Anstiege über die MT-Sitzungen in zwei Variablen erfaßt werden
(gesonderte Berechnungen für montags und mittwochs und Daten
für weitere BSF-Skalen sind in Tabelle XV, Anhang S. 18 und
Tabelle XVI, Anhang S. 20 zusammengestellt).
Bezüglich der Veränderungen von vor-MT/nach-MT für das Verhältnis von sIgA-Konz mit Ärger zeigt sich entgegen den Hypothesen (Zunahme von Ärger out = Eustreß verbunden mit
sIgA-Anstieg) eine Tendenz, daß häufiger gegenläufige als
gleichsinnige Veränderungen eintreten.

Tabelle 16a. Veränderungen in den Speichelparametern und Stimmungen über die MT-Sitzungen - Beziehungen zwischen den **Konzentrationen** von sIgA, sCort und sMenge jeweils mit Ärger und An/De (n=60)

Ärger	sIgA-Konz				sCort-Konz				sMenge				
	Abf	=	Anst	Σ	Abf	=	Anst	Σ	Abf	=	Anst	Σ	
rAbf	▓4		18	22	▓13		9	22	▓15	1	6	22	r
ge=	6		10	16	8	3	5	16	6	2	8	16	g/e
Anst	7		▓15	22	14	2	▓6	22	12	2	▓8	22	r
Σ (25)	17		43	▓19 23	35	5	20	▓19 18	33	5	22	▓23	

An/De	sIgA-Konz				sCort-Konz				sMenge				
	Abf	=	Anst	Σ	Abf	=	Anst	Σ	Abf	=	Anst	Σ	
nAbf	▓6		19	25	▓17	2	6	25	▓14	2	9	25	n
D=	4		13	17	10		7	17	9	1	7	17	/D
Anst	7		▓11	18	8	3	▓7	18	10	2	▓6	18	e
Σ (26)	17		43	▓17 14	35	5	20	▓24 19	33	5	22	▓20	

Abf: Abfall, =: keine Veränderung, Anst: Anstieg, die mit ▓ markieren Zahlen nennen die Anzahl gleichsinniger, die unterstrichenen Zahlen die Anzahl gegenläufiger Veränderungen

sIgA-Konz und Angst/Depressivität verändern sich von vor-Mt zu nach-MT wie erwartet in der Tendenz gegenläufig (Zunahme von Angst/Depressivität = Distreß verbunden mit IgA-Abfall). Besonders beachtenswert ist hier, daß in einem hohen Anteil der Fälle sich in der psychologischen Dimension keine Veränderung ereignet (bei Ärger in 16 bei An/De in 17 von 60 Fällen), wohl aber auf der physiologischen Ebene.

In Übereinstimmung mit den Hypothesen verändert sich sCort-Konz häufiger gleichsinnig mit Angst/Depressivität und häufiger gegenläufig zum Ärger. Für die Speichelmenge zeichnet sich kein Trend ab.

Tabelle 16b. Veränderungen in den Speichelparametern und Stimmungen über die MT-Sitzungen - Beziehungen zwischen den **Sekretionsraten** von sIgA, sCort jeweils mit Ärger und An/De (n=60)

Ä r g e r	sIgA-Sekr Abf	=	Anst	Summe	sCort-Sekr Abf	=	Anst	Summe
Abf	▓7		15	22	▓14		8	22
=	4		12	16	8	3	5	16
Anst	10		▓12	22	15	2	▓5	22
	25 21		39	▓19	23 37	5	18	▓19

A n / D e	sIgA-Sekr Abf	=	Anst	Summe	sCort-Sekr Abf	=	Anst	Summe
Abf	▓6		19	25	▓18	2	5	25
=	6		11	17	10		7	17
Anst	9		▓9	18	9	3	▓6	18
	28 21		39	▓15	14 37	5	18	▓24

Abf: Abfall, =: keine Veränderung, Anst: Anstieg, die mit ▓ markieren Zahlen nennen die Anzahl gleichsinniger, die unterstrichenen Zahlen die Anzahl gegenläufiger Veränderungen

Vergleicht man die Ergebnisse auf den beiden unterschiedlichen Bezugsebenen Konzentration und Sekretionsrate, so zeigen sich die praktisch keine Unterschiede (auf die Wiedergabe der entsprechenden Tabellen zur Sektretionrate im Anhang wird deshalb verzichtet).

Dies bestätigt sich auch prüfstatistisch (Pearson-Korr), wobei die Differenzen (vor-Mt/nach-MT) der Speichelparameter (Konz- und Sekr) mit den Differenzen (vor-MT/nach-MT) den Stimmungsdimensionen korreliert wurden (s. Tabelle XVII, Anhang S. 21). 2/3 der Korrelatioskoeffizienten liegen unter .10. Die höchste Korrelation, die jedoch kein Signifikanz-Niveau erreicht, findet sich zwischen IgA-Konz und Ärger mit -.2741.

8.4.1 ZUSAMMENFASSUNG DER PSYCHO-PHYSIOLOGISCHEN BEZIEHUNGEN

Zwischen Stimmungsdimensionen, Musikerleben einerseits und
und Speichelparametern andererseits finden sich eine Reihe
mäßiger und mittlerer Korrelationen, von denen nur ein Teil
Signifikanz-Niveau erreicht. So stehen <u>vor den Musikthera-
pie-Sitzungen</u> in positiver Beziehung:
- Ärger (nicht signifikant auch Engagement und gehobene
  Stimmung) mit der sIgA-Konzentration
- Engagement wie auch Angst/Depressivität mit der sCortisol-
  Konzentration,
  während in negativer Beziehung stehen:
- Angst/Depressivität und sMenge (nicht signifikant korre-
  lieren auch Teilnahmslosigkeit und Müdigkeit mit der s-
  Menge).

<u>Nach den Musikther.-Sitzungen</u> zeigen positive Beziehungen:
Gehobene Stimmung, Engagement (nicht signifikant auch Positives Erleben) und sIgA-Konzentration, die zugleich in negativem Verhältnis zum Negativen Erleben der Musiktherapie
(nicht signifikant schwach auch zu Angst/Depressivität)
steht.
Die Beziehung zwischen Ärger und sIgA ist nach den Mt-
Sitzungen nicht mehr nachweisbar (Null-Korrelation), die Beziehungen zwischen Engagement, Angst/Depressivität und sCortisol sind deutlich schwächer, erreichen nicht mehr
Signifikanz-Niveau, wie sich überhaupt keine signifikante
Korrelation des Cortisols mit einer Stimmungs- oder Erlebensdimension nach den Sitzungen auffinden läßt (nicht einmal Koeffizienten von .3 werden erreicht).
Wiederum ist die Speichelmenge interessant: Sie zeigt exakt
die gleichen negativen Korrelation mit Angst/Depressivität
(nicht signifikant Teilnahmslosigkeit) sowie ein schwach positives Verhältnis zu Positivem Erleben.

Insgesamt können nur wenige Verknüpfungen zwischen Veränderungen in den psychologischen und physiologischen Parametern
im Sinne der eingangs formulierten Hypothesen festgestellt
werden.

Bedeutsam erscheint, daß bei Veränderungen von vor-MT zu
nach-MT der Ärger häufiger sowohl gleichzeitig mit der sIgA-
Konz als auch der sCort-Konz ansteigt und abfällt. Dieses
Ergebnis zeigt, daß die BSF-Skala Ärger nicht nur "Ärger-
out" erfaßt und steigender "Ärger" nicht per se mit eustressorischen Erlebenszuständen verknüpft ist.
Demgegenüber zeigen sich in den prä-post Veränderungen bei
der Angst/Depressivität hypothesenentsprechende Zusammenhänge: wenn Angst/Depressivität abfällt oder gleichbleibt
steigt die sIgA-Konzentration, wenn Angst/Depressivität abfällt oder gleich bleibt, fällt die sCort-Konzentration ab.

Deutlich wird, daß die Speichelmenge komplex mit Stimmungsveränderungen und Veränderungen in den sIgA- und sCort-Konzentrationen variiert und von daher als eine eigenständige
psychophysiologische, derzeit unbefriedigend kontrollierbare
Variable anzusehen ist.

Vergleicht man die psychologischen und physiologischen Dimensionen im Verlauf über 10 Sitzungen (s. die zughörigen
Abbildungen) so sind vor allem die Richtungen der Bewegungen
zu beachten, weniger deren Größen (wegen der meßtechnisch
unvermeidlichen unterschiedlichen Skalierungen).

Für alle Variablen, also Stimmungsskalen, MT-Erlebensdi-
mensionen und immunologische Parameter, fallen über den Untersuchungszeitraum die MT-Sitzungen der zweiten Woche Montag und der vierten Woche Mittwoch auf.

Vor-MT der 2. Woche Montag fallen die hohe sIgA-Konz und die
erhöhte sCort-Konz und die niedrige Speichelmenge auf, der
"Ärger" vor-MT ist leicht erhöht; in den Dimensionen Engagement, Angst/Depressivität und Teilnahmslosigkeit finden sich
vor dieser Sitzung keine Auffälligkeiten.
Nach-MT der 2. Woche Montag ist die Cort-Konz und die sMenge
höher als vorher, die IgA-Konz niedriger als vorher. In der
psychologischen Ebene sind nach der MT-Sitzung Ärger und
Teilnahmslosigkeit gegenüber vor-MT erhöht, es zeigt sich

hohes Negatives MT-Erleben und niedriges Positives MT-Erleben nach der Sitzung.

Entsprechend der Hypothesen sind die physiologischen Veränderungen auf der Ebene der Konzentrationswerte von vor-MT/
nach-MT als Hinweis auf distressorische Prozesse zu werten.
In den Sekretionsraten, in die die erniedrigte sMenge vor-MT
und die erhöhte sMenge nach-MT einfließen, zeigt sich demgegenüber für die sIgA-Sekr eine Erhöhung von vor-MT zu nach-
MT (eustressorisch) und annähernd gleiche Cort-Sekr-Werte
vor-und nach-MT.
Hier zeigt sich die Problematik des geeigneten/valideren Pa-
rameters - Konzentration oder Sekretionsrate - besonders
deutlich: Die Speichel-Konzentrationswerte weisen den Hypothesen folgend deutlich auf distressorische Prozesse hin,
während die Werte der Sekretionsraten für diese Sitzung al-
lenfalls durch annäherndes Gleichbleiben der sCort-
Sekretionsraten über die Sitzung eine distressorische Situation andeuten könnten.

Für diese Sitzung finden sich weder vor-MT noch nach-MT in
der Dimension Angst/Depressivität erhöhte Werte, aber ange-
stiegener Ärger und im Vergleich zu den anderen Sitzungen
deutlich erhöhtes Negatives Erleben nach dieser MT-Sitzung
Der Hypothesenformulierung folgend kann nicht eindeutig auf
eustressorische oder distressorische Erlebens- und Bewältigungszustände im Sinne der Hypothesen geschlossen werden.

Auch bei der vierten Woche Mittwoch, in der nach-MT Negatives Erleben, Ärger, Teilnahmslosigkeit und Angst/Depres-
sivität hoch, andererseits Positives Erleben und Engagement
niedrig sind, während sich in der Physiologie kein auffälli-
ger Befund zeigt (nach-MT IgA-Konz, -Sekr hoch und Cort-
Konz,-Sekr niedrig), passen Physiologie ("eustressorisch")
und Psychologie ("distressorisch") nicht im Sinne der Kovariationshypothesen zueinander.

Damit können die Kovariationshypothesen in ihren Formulierungen auf Seite 73 mit ihren engen Verknüpfungen sowohl innerhalb der einzelnen Variablengruppen (MTStb, BSF und Speichelparameter) als auch der psychologischen und physiologischen Ebenen nicht bestätigt werden.

Vielmehr ergibt sich der Hinweis, daß eu- bzw. distressorische Veränderungen nicht synchron in den Erlebens- bzw. physiologischen Dimensionen zu finden sind, sondern sich jeweils in verschiedenen psycho-physiologischen Parameterkom-
binationen Veränderungen zeigen.
Die Ergebnisse sprechen dafür, daß sich dann mehr in der
Physiologie verändert, wenn weniger "psychologische" Bewegung zu sehen ist und vice versa. Dafür spricht, daß sich im
chronologischen Gruppenverlauf die nach-MT Werte der IgA-
Konz und der sCort-Konzentration sowie der sMenge "beruhi-
gen" scheinen, während in den Stimmungen und dem MT-Erleben
nach-MT etwas mehr Bewegung zu sehen ist.
Die Inkonsistenz der Ergebnisse der Speichelparameter dieser
Studie legt nahe, die Konzentrationswerte von sIgA- und
sCortisol als valider - u.a. weil weniger beeinflußbar über
Zwischenfälle bei der Speichelsammlung - zu bewerten, weswe-
gen in dieser Zusammenfassung auf die Beziehungen zwischen
sIgA- und sCortisol-Sekretionsraten und den anderen Variablen nicht mehr eingegangen wurde.

9. ZUSAMMENFASSENDE DISKUSSION

Die Ergebnisse der vorliegenden Untersuchung belegen, daß
die hier gewählte aktive Musiktherapie die Immunkompetenz
der Patienten positiv beeinflussen kann, dies auch dann,
wenn negativ-getönte Stimmungen bzw. Negatives Erleben der
Musiktherapie nach einzelnen Musiktherapie-Sitzungen überwiegen. Ingesamt überwiegt im Verlauf der 10 Sitzungen nach
der Musiktherapie das Positive Erleben (MTStd), hohes Negatives Erleben findet sich in nur zwei Sitzungen. Über jeweils acht von zehn Sitzungen steigt die sIgA-Konzentration
und fällt die sCortisol-Konzentration. Kritische Ergebnis-
übersichten mit Bezug auf die Hypothesen wurden bereits in
den jeweiligen Zusammenfassungen in den einzelnen Ergebnis-
abschnitten gegeben.
Hier sollen bislang nicht kritsch gewürdigte Aspekte der
Studie und weiterführende Implikationen diskutiert werden.

Zur Rekrutierung der Patienten und Datenlage:

Der an die klinisch-therapeutischen Bedingungen angepaßte
Untersuchgungsgang mit entsprechenden Datenausfällen auf allen Ebenen des mehrdimensionalen, interdisziplinären Ansatzes ist verantwortlich für die letztlich verbleibende kleine
Patientenzahl, die im fünfwöchigen Verlauf als verbundene
Stichprobe mit zwanzig Meßzeitpunkten rekrutiert werden
konnte.

Wegen großer intraindividueller Befindlichkeitsschwankungen
und Unterschieden in den Verweildauern erscheint es derzeit
bei der geringen Patientenzahl nicht möglich, eindeutige Beziehungen zu den besonderen emotionalen Befindlichkeiten in
den einzelnen Phasen der stationären Behandlung herzustellen. Daher konnte die von klinischen Beobachtungen hergelei-
tete Hypothese 5, daß die Behandlungsphasen sich auf das
Stimmungsverhalten, Musiktherapieerleben und die endokrino-
immunologischen "Streß-Indikatoren" im Speichel, sIgA und

sCortisol, auswirken, mit dem vorliegenden Datenmaterial
nicht fruchtbar verfolgt werden.

Angemessenheit der psychologischen Instrumente

Bei dem eigens für die Untersuchung entwickelten Fragebogen
zum Erleben der MT konnten zwei Skalen extrahiert werden,
die unterschiedliche Erlebensdimensionen abbilden: Die Skala Positives Erleben bezieht sich vorzugsweise auf das eigene Tun in der Musiktherapie, während das Negative Erleben
sich vorzugsweise auf die Aktivität der Gruppe, das "Tun der
anderen" bezieht. Diese Akzentuierung kennzeichnet pointiert
eine Form von potentieller Überforderung in der Musiktherapie, in der die Patienten die Gruppenaktivität, insbesondere
die musiktherapeutische Improvisation, als (zunächst) nicht
kontrollierbar und damit bedrohlich erleben.

Die Stimmungsskalen des BSF scheinen sich auch im Rahmen dieser Studie mit relativ dicht aufeinander folgenden Meßzeitpunkten zu bewähren. Die Ergebnisse zeigen, daß die Musiktherapie zu keinem Stimmungswechsel aber zu Stimmungsveränderungen (Stimmungsmoderation und -akzentuierung) führt. Die
Dimensionen Teilnahmslosigkeit und Engagement zeigen Boden-
und Deckeneffekte, darin scheint sich bei den hier untersuchten Patienten eine (Außen-)Orientierung am vermeintlich
sozial Erwünschtem niederzuschlagen.
Veränderungen in den Subskalen Müdigkeit und Gehobene Stimmung zeigen zu geringe Gruppenvarianz, um signifikant zu
werden.

Bei der Untersuchung der Beziehungen von Stimmungskalen und
Skalen zum MT-Erleben zeigen sich Blockbildungen positiv-
bzw. negativ-getönter Stimmungen (Befindlichkeitszuständen)
mit negativ bzw. positiv getönten Erlebenszuständen: nach
Musiktherapie finden sich hohe positive Korrelationen zwischen Positivem Erleben, Gehobener Stimmung und Engagement
bzw. zwischen Negativem Erleben und Angst/Depressivität, Är-

ger, Teilnahmslosigkeit und Müdigkeit. Zwischen diesen Variablengruppen bestehen negative Beziehungen. Die Stimmungswerte vor-MT korrelieren entsprechend dieser Blockbildung auch positiv bzw. negativ mit den Musiktherapie-Erlebensskalen nach-MT, erreichen aber nicht immer Signifikanzniveau. Gehobene Stimmung und Engagement vor-MT korrelieren signifikant negativ mit Negativem Erleben und signifikant positiv mit Positivem Erleben nach-MT.

Zur Problematik der physiologischen "Streß-Marker" im Speichel: sIgA und sCortisol

Zwischen den Speichelparametern sIgA-Konzentration bzw. -Sekretion, sCort-Konzentration bzw.-Sekretion und sMenge lassen sich weder für die einzelnen Meßzeitpunkte noch bei den Prüfungen von Veränderungen über die Musiktherapie-Sitzungen prüfstatistisch eindeutige Zusammenhänge sichern.

Der in der Literatur berichtete inverse Zusammenhang von sIgA-Konzentration und Speichelmenge (Jemmott & McClelland 1989, Kugler 1992) ließ sich in der dort beschriebenen Weise nicht finden. Korrelationsberechnungen der Wertepaare pro Meßzeitpunkt zeigen vielmehr einen schwach positiven Zusammenhang zwischen sIgA-Konzentration und sMenge, einen schwachen negativen zwischen sCort-Konzentration und sMenge. Korrelationen zwischen den absoluten prä-post-Differenzen von sIgA-Konz und sMenge zeigen demgegenüber, daß über die MT-Sitzungen sich die sIgA-Konzentration hochsignifikant invers zur Speichelmenge verändert.

Die Inkonsistenz dieser Ergebnisse läßt vermuten, daß die Patienten trotz großem Engagement in der Studie wahrscheinlich nicht durchgängig den Speichel in der gewünschten Weise sammelten, sondern z.B. aus Versehen herunterschluckten oder die Speichelsekretion durch Kaubewegungen manipulierten. Die Konzentrationswerte werden für diese Studie als verläßlicher eingeschätzt als die Sekretionsraten.

Zukünftig sollte aber die Speichelmenge nicht nur als physiologische Maßzahl zur Grundlage der von manchen Autoren als valider angesehenen Sekretionsrate mehr oder minder zuverlässig erfaßt werden, sondern als psycho-physiologisch relevante Variable mit berücksichtigt werden.

Angesichts der über die Musiktherapiesitzungen im Mittel signifikant steigenden sIgA-Konzentrationen und fallenden sCort-Konzentrationen fallen die Korrelationen der Differenzen von sIgA-Konzentrationen und sCort-Konzentrationen sehr gering aus. Dieses Ergebnis bestätigt die in den Kapiteln 4.3 - 4.5 beschriebenen komplexen Zusammenhänge immunologisch-endokrinologischer Prozesse.

Sind so schon angesichts der methodisch-technischen Probleme Zweifel angebracht an der Verläßlichkeit der in der Literatur berichteten (s.o.) und kritisierten (wie von Mouton et al 1989, Kiecolt-Glaser & Glaser 1992, Stone et al. 1987) engen Beziehungen der verschiedenen physiologischen (Streß-) Parameter im Speichel, so muß noch berücksichtigt werden, daß bislang u.W. erst in drei Studien die Variablen sKonzentrationen und sSekretionsraten vergleichend und dies mit widersprüchlichen Ergebnissen untersucht wurden (s.Kapitel 4.3 u.4.4).
Hinzu kommt, daß bislang Interventionsstudien nahezu ausschließlich mit jungen, gesunden Menschen durchgeführt wurden, bei denen von stabilen, normal funktionierenden physiologischen und psychologischen Systemen zur Bewältigung von Herausforderungen ausgegangen wird. Bislang ungeklärt sind die Verhältnisse bei Patienten, bei denen von destabilisierten, ev. sogar dekompensierenden Systemen der Streßbewältigung auszugehen ist.
Die hier berichteten Ergebnisse zeigen, daß weiterführende Studien unter Berücksichtigung der skizzierten methodischen und physiologischen Probleme mit Patienten lohnend sein werden. Dies gilt insbesondere auch angesichts der hier nachgewiesenen Zusammenhänge der Speichelvariablen mit Erlebens- und Befindlichkeitszuständen.

Beziehungen zwischen psychologischen und physiologischen Variablen

In der Untersuchung ließen sich Beziehungen zwischen Befindlichkeitsdimensionen und Erlebensdimensionen und den physiologischen Variablen nachweisen, die weitgehend die diesbezüglichen Hypothesen bestätigten. So stehen positiv getönte Stimmungen in Beziehung zu höheren sIgA-Konzentrationen, während negativ getönte Stimmungen mit höheren sCortisolwerten bzw. geringen Speichelmengen assoziiert sind. Für das Cortisol zeigen sich diese Beziehungen (das Signifikanzniveau erreichend) nur vor den MT-Sitzungen, während sie mit Akzentverschiebungen in den Stimmungsdimensionen für die sIgA -Konzentrationen und die Speichelmengen auch nach den MT-Sitzungen nachweisbar sind.

Sind diese Ergebnisse einerseits überraschend konsistent und bestätigen sie die überwiegende Mehrzahl der Einzelhypothesen, so lassen sich andererseits die Kovariationshypothesen nicht bestätigen. Zwar finden sich Veränderungen in den Befindlichkeits- und Erlebenszuständen auf der psychologischen Ebene und Veränderungen auf der physiologischen Ebene sowohl über die einzelnen Sitzungen wie über die fünf Wochen des Untersuchungszeitraumes, die "stimmig" bzw. Hypothesen konform erscheinen und insbesondere auch von den graphischen Darstellungen her Kovarianzen vermuten lassen. Prüfstatistisch ließen sich jedoch keine solchen sichern, weder auf der Ebene der physiologischen Variablen untereinander noch als psycho-physiologisches Simultangeschehen.

Fragen, inwieweit dies als ß-Fehler angesichts der methodischen Probleme bei erheblichen intraindividuellen Schwankungen in den physiologischen Variablen, interindividuell unterschiedlicher physiologischer Reagibilität u.a., oder ob diese Befunde eine psycho-physiologische Entkopplung bei den Patienten anzeigt, können auf der vorliegenden Datenbasis nicht beantwortet werden.

In Weiterbearbeitung dieser Fragestellungen werden sicher
akkumulierte Einzelfallstudien mit eingehendem immunologischen Status, einer größeren Zahl von Meßzeitpunkten, Varia-
tionen in teil-standardisierten MT-Expositionen mit Berücksichtigung circadianer und ultradianer Rhythmik der physiologischen Variablen und der Befindlichkeitszustände bzw. Erlebenszuständen erforderlich sein. Solche Untersuchungen
sind jedoch sehr zeit- und kostenaufwendig und für die Patienten belastend. Ein Nachweis, daß solche Untersuchungen
über das Individuum hinausgehende Relevanz erwarten lassen,
ist deshalb vor Einleitung solcher Untersuchungsansätze not-
wendig, dies war eine wesentliche Zielsetzung der vorliegen
Untersuchung, in der deshalb ein gruppenstatistisch auswert-
bares Design gewählt wurde.

Die vorliegenden Ergebnisse erlauben folgende Aussagen: Mit
dem MTStb liegt ein Instrument vor, daß Erlebenszustände im
Rahmen der Musiktherapie abzubilden vermag und entwicklungs-
fähig ist für eine ökonomischere Handhabung. Der BSF als
Stimmungsinstrument bewährt sich in kurz aufeinander folgenden Messungen, hier ist die weitere skalenmäßige Einengung
anzustreben, die zusammen mit den Erlebensskalen kurfristige
Befindlichkeitsprotokollierungen mittels elektronischem No-
tebook erlaubt. So ließe sich die Problematik zu großer
Zeitabstände zwischen den Meßzeitpunkten und der damit verbundenen "Datenaggregation" angehen.

10. LITERATUR

Acherberg, J. & Lawlis, G.F. (1980). Bridges of the body-mind: Behavioural approches to healthcare. Champaign: I.P.A.T.

Ader, R., Felten, D. & Cohen, N (1991). Psychoneuroimmunology (sec. edition). San Diego: Academic Press.

Andrews, V.H. & Howard, R.H. (1990). The effect of relaxation/imagery training on recurrent aphthous stomatitis: a preliminary study. Psychosomatic Medicine, 51, 526-535.

Anzieu, D. (1991). Das Haut-Ich. Frankfurt/M: Suhrkamp.

Argelander, H. (1970). Das Erstinterview in der Psychotherapie. Erträge der Forschung Bd 2, Darmstadt: Wissenschaftliche Buchgesellschaft.

Barclay, M.W. (1987). A contribution to a theory of music therapy: Additional phenomenological perspectives on Gestaltqualität and transitional Phenomena. Journal of Music Therapy, 24, 224-238.

Balck, F.B., Jantschek, G., Maler, T. & Wilke, E. (1987). Veränderungen und Meßbarkeit des improvisatorischen Spielausdrucks in der klinischen Musiktherapie. In F.Lamprecht (Hrsg.), Spezialisierung und Integration in Psychosomatik und Psychotherapie (S. 207-214). Berlin; Heidelberg; New York: Springer

Bastine, R., Fiedler, P. & Kommer, D. (1989). Was ist therapeutisch an der Psychotherapie? Versuch einer Bestandsaufnahme und Systematisierung der Psychotherapeutischen Prozeßforschung. Zeitschrift für Klinische Psychologie, 18, 3-22.

Bauer, S., Kächele, H., Scheytt, N., Schmidt, St. & Timmermann, T. (1990) Musiktherapeutische Prozeßforschung - erste Erfahrungen und Vorhaben. Ulmensien: Universitätsverlag Ulm, 4, 239-250.

Beckmann, D. Brähler, E. & Richter, H.-E. (1983). Der Giessen-Test (GT) (3. überarbeitete Auflage). Bern; Stuttgart; Wien: Huber.

Benjamins, C., Asscheman, H. & Schuurs, A.H.B.(1992). Increased salivary cortisol in severe dental anxiety. Psychophysiology, 29, 302-305.

Bensch, O. (1975). Soothing sounds for crying babies. Journal of Mental Health, 29, 11.

Berk, L.S., Tan, S.A., Fry, W.F., Napier, B. Lee, J.W., Hubbard, R.W., Lewis, J.E. & Eby, W.C. (1989). Neuroendocrine and stress hormone changes during mirthful laughter. American Journal of Medicine Science, 298, 390-396.

Berkenbosch, F. van, Oers, J., Del Rey, A., Tilders, F. & Besedovsky, H. (1987). Corticotropin-releasing factor-producing neurons in the rat activated by interleukin-1. Science 238, 524-526.

Besedovsky, H.O. & Del Rey, A. (1986). Immune-neuroendocrine network. Progr. Immunol., 6, 578-587.

Besedovsky, H.O. & Del Rey, A. (1987). Neuroendocrine and metabolic responses induced by interleukin-1. Neurosci J Res., 18, 172-178.

Besedovsky, H.O. & Del Rey, A. (1991). Physiological Implications of the Immune-Neuro-Endocrine Network. In R. Ader, D.L. Felten & N. Cohen, Psychoneuroimmunology (598-608). San Diego: Academic Press.

Besedovsky, H.O., Del Rey, A., Sorkin, E., Lotz, W. & Schwulera, U. (1985). Lymphoid cells produce an immunoregulatory glucocorticoid increasing factor (GIF) acting through the pituitary gland. Clinical and Experimental Immunology, 59, 622-628.

Bienenstock, J.& Befus, A. D. (1980). Review: Mucosal immunology. Immunology, 41, 249-270.

Bock, L. (1982). Musiktherapie und Zeiterleben in der Depression. In G. Harrer (Hrsg.) Grundlagen der Musiktherapie und Musikpsychologie (S. 257-262). Stuttgart: Fischer.

Bonny, H.L. (1978). Faciliating guided imagery and music sessions. ICM Books Baltimore, Maryland.

Börsch, G. (1984). Der Gastroindestinaltrakt als Immunorgan. Klinische Wochenzeitschrift, 62, 699-709.

Brandtzaeg, P., Sollid, L. M., Thrane, P.S., Kvale, D., Bjerke, K., Scott, H., Kett, K. & Rognum, T.O. (1988). Lymphoepithelial interactions in the mucosal immune system. Gut, 29, 1116-1130.

Brandtzaeg, P. (1971). Human secretory immunglobulins VII. Concentration of parotid IgA and other secretory proteins in relation to the rate of flow and duration of secretory stimulus. Archives of Oral Biology, 16, 1295-1310.

Brandtzaeg, P., Fjellander, I. & Gjeruldsen, S. (1979) Human secretory immunglobulins: I. Salivary secretions from individuals with normal or low levels of serum immunglobulins. Scandinavian Journal of Hematology, 12, 4-83.

Bratt, C.C. (1958) In Teirich, H.R.: Musik in der Medizin (S. 8). Stuttgard: Fischer.

Brosig, B., Woidera, R. & Brähler, E. (1992). Die Ebenen des therapeutischen Prozesses in einer Atopiebehandlung: Kunsttherapie, Psychoanalyse, Psychophysiologie. Musik-, Tanz- und Kunsttherapie, 3, 151-159.

Bryce Boyer, L. (1992). Roles played by music as revealed during countertransference faciliated tranference regression. Journal of Psycho-Analysis 73, 55-70.

Buchholz, M.B. (1993). Qualitative Psychotherapieforschung und klinische Institution. Psyche, 47, 148-79.

Busch, C.A. (1988). Dreams, mandalas and music imagery: therapeutic uses in a case study. The Arts in Psychotherapy, 15, 219-225.

Caine, J. (1991). The effect of music on the selected stress behaviors, weight, caloric and formula intake, and length of hospital stay of premature and low birth weight neonates in a newborn intensive care unit. Journal of Music Therapy, 18, 180-192.

Charnetski, C.J., Strand, G.C., Olexa, M.M., Turoczi, L.J. & Rindhart, J.M. (1989). The effect of music modality on Immunglobulin A (IgA). Journal of Pennsylvania Academy of Science, 63. 73-76.

Checkley, S. (1992). Neuroendocrine mechanisms and the precipitation of depression by life events. British Journal of Psychiatry, 160, 7-17.

Ciompi, L. (1982). Affektlogik. Stuttgard: Klett-Cotta.

Ciompi, L. (1993). Die Hypothese der Affektlogik. Spektrum der Wissenschaft, 2, 76-87.

Claman, H.N. (1972). Corticosteriods and lymphoid cells. New England Journal of Medicine, 287, 388-397.

Cohen, N.S. (1992). The effect of singing instruction on the speech production of neurologically impaired persons. Journal of Music Therapy, 29, 78-102.

Cohen, S., Tyrell, D.A.J. & Smith, A.P. (1991). Psychological stress and susceptibility to the common cold. New England Journal of Medicine, 29, 606-612.

Cremerius, J. (1990). Die hochfrequente Langzeitanalyse und die psychoanaltytische Praxis - Utopie und Realität. Psyche, 44, 1-29.

Cupps, T.R., Edgar, L.C., Thomas, C.A. & Fauci, A.S. (1984). Multiple mechanisms of B cell immunoregulations in man after administration of in vivo corticosteroids. Journal of Immunology, 132, 170-175.

Daruna, J.H. & Morgan, J.E. (1990). Psychosocial effects on immune function: neuroendocrine pathways. Psychosomatics, 31, 4-12.

Davis, W. & Thaut, M. (1989). The influence of preferred relaxing muisc on measures of state anxiety, relaxation and physiological responses. Journal of Music Therapy, 26, 168-187.

Dawes, C. (1981). Factors influencing protein secretion in human saliva. Frontiers in Oral Physiology, 3, 125-137.

Decker-Voigt, H.-H. (1992). Musiktherapie in der Rehabilitätion von Herzpatienten. Ein neues Praxisobjekt an der Curschmann-Klinik, Timmendorfer Strand. Musik-, Tanz- und Kunsttherapie, 3, 202-205.

Delbende, C., Delarue, C., Lefevre, H., Tranchand Bunel, D., Szafarczyk, A., Mocaer, E., Kamoun, A., Jégou, S. & Vaudry, H. (1992). Glucocorticoids, tranmitters and stress. British Journal of Psychiatry, 160, 24-34.

Deschenes, B. (1992). Zur Frage der Anleitung in musiktherapeutischen Übungen. Musik-, Tanz- und Kunsttherapie, 3, 70-75.

Deutsche Gesellschaft für Musiktherapie (Hrsg.)(1989). Essstörungen Teil I. Musiktherapeutische Umschau, 10, 83-164.

Deutsche Gesellschaft für Musiktherapie (Hrsg.) (1989). Essstörungen Teil II. Musiktherapeutische Umschau, 10, 179-255.

Deutsche Gesellschaft für Musiktherapie (Hrsg.) (1991). Indikation (Themenheft). Musiktherapeutische Umschau, 12, 168- 233.

Dilling, H., Mombour, W. & Schmidt, M.H. (1991). Internationale Klassifikation psychischer Störungen. Bern, Göttingen, Toronto: Huber.

Dott, A. (1990). Künstlerische (Psycho-)therapien - verbale Psychotherapie aus tanztherapeutischer Sicht. Musik-, Tanz- und Kunsttherapie, 2, 103-107.

Dunbar, F. (1954). Odontology. In F.Dunbar, Emotions and bodily changes (S.660-678). New York: Columbian Press.

Ernst, S., Klosterhalfen, W. & Klosterhalfen, S. (1987). Examination stress and salivary immunglobuline A. Journal of Psychophysiology, 1 297.

Ewert, O. (1983). Ergebnisse und Probleme der Emotionsforschung. In H. Thomae (Hrsg.), Theorien und Formen der Motivation (Bd. 1, S. 397-452). Göttingen: Hogrefe.

Fenigstein, A., Scheier, M.F. & Buss, A.H. (1975). Public and private self-consciousness: Assessment and theory. Journal of Counseling and Clinical Psychology, 43, 522-527.

Fergusion, D.B., Fort, A., Elliot, A.L. & Potts, A.J. (1973). Circadian rhythms in parotid saliva flow rate and compositions. Archivs of Oral Biology, 18, 1155-1173.

Fischer, S. & Greenberg, R.P. (1972). Selective effects upon women of exciting and calm music. Perceptual and Motor Skills, 36, 1265-1266.

Flanagan, G.L. (1963). Die ersten neun Monate des Lebens. Hamburg:

Fleischer, K. (1955). Untersuchungen zur Entwicklung der Innenohrfunktion. Intrauterine Kindsbewegungen nach Schallreizen. Zeitschrift Laryng. Rhinol., 34, 733-740.

Frank, Ch. (1975). Der Einfluß rhythmisch-musikalischer Ereignisse auf biologische Rhythmen. Diss. Salzburg.

Frank, Ch. (1982). Musikrhythmen als möglicher Synchronisiator für biologische Rhythmen? In: Harrer, G. (Hrsg), Grundlagen der Musiktherapie und Musikpsychologie (S. 85-104) Stuttgart: Fischer.

Frankenhaeuser, M. (1986). A Psychobiological framework for research on human stress and coping. In M.H. Appley & R. Trumpbull (eds.), Dynamics of stress (pp-101-116). London: Plenum.

Freud, A. (1984). Das Ich und die Abwehrmechnismen. Frankfurt/Main: Fischer.

Freud, S. (1914). Der Moses des Michelangelo. In G. W. 10,172-201.

Freud, S. (1969). Vorlesungen zur Einführung in die Psychoanalyse. Gesammelte Werke Bd. 11. Frankfurt: Fischer.

Fritzsche, K. & Hohage, R. (1990). Die Stationsgruppe: Modell einer Integration von realem und therapeutischem Raum. Praxis der Psychotherapie und Psychosomatik, 35, 150-162.

Frohne, I. (1982). Musiktherapie als Form kreativer Therapie. Integrative Therapie, 4, 325-343.

Frohne-Hagemann, I. (1990). Vorwort. In F. Hegi. Improvisation und Musiktherapie (S. 17-18). Paderborn: Junfermann.

Frommer, J. & Tress, W. (1992). Wie kommunizieren psychogene Körperstörungen? Anmerkungen zu J. Küchenhoffs Konzept der negativen Kommunikation bei psychosomatisch Kranken. Zeitschrift für psychosomatische Medizin und Psychoanalyse, 38, 251-254.

Funkenstein, D.H., King, S.H. & Drolette, M.E. (1954). The direction of anger during a laboratory stress-inducing situation. Psychosomatic Medicine, 16, 404-413.

Fürstenau, P. (1992). Entwicklungsförderung durch Therapie-Grundlagen psychoanalytisch-systemischer Psychotherapie. München: J.Pfeiffer.

Gathmann, P., Brunekreeft, A., Wiedemann, F. & Schmölz, A. (1988). Kann musiktherapeutische Kommunikation "gemessen" und nachvollziehbar gemacht werden? Zum Problem der Analyse, Codierung und Metaanalyse musiktherapeutischer Kommunikation bei psychosomatisch Erkrankten. Musiktherapeutische Umschau, 9, 199-213.

Geiser, D.S. (1989). Psychosocial influences on human immunity. Clinical Psychology Review, 9, 689-715.

Gembris, H. (1985a). Musikhören und Entspannung. Hamburg: Wagner.

Gembris, H. (1985b). Problem in Forschung und Praxis. In H.Bruns, R. Oerter & H. Rösing (Hrsg.), Musikpsychologie. Ein Handbuch in Schlüsselbegriffen (S. 474-482). München: Urban & Schwarzenberg.

Gembris, H. (1991). Musiktherapie und Musikpsychologie - Möglichkeiten eine interdisziplinären Kooperation. Musiktherapeutische Umschau, 12, 279-297.

Gfeller, K. (1987). Music therapy: theory and practice as reflected in research literature. Journal of Music Therapy, 24, 178-194.

Goldberg, F.S. (1991). The Bonny method of guided imagery and music. Chapter in press in: T.Wigram, R. West & B. Saperston. Music and the Healing Process: a handbock for music therapy.

Graham, N.M., Bartholomeusz, R.C., Taboompong, N., LaBrooy, J.T. (1988). Does anxiety reduce the secretion rate of secretory IgA in saliva? Med J Austria, 148, 131-133.

Grawe, K. (1992). Diskussionsforum; Psychotherapieforschung zu Beginn der neunziger Jahre. Psychologische Rundschau, 43, 123-162.

Grawe, K., Caspar, F. & Ambühl, H. (1990). Differentielle Psychotherapieforschung: Vier Therapieformen im Vergleich (Themenheft). Zeitschrift Klinische Psychologie 19, 292-376.

Green, R.G., Green, M.L. (1987). Relaxation increases salivary immunglobuline A. Psychological Reports, 61, 623-629.

Grunberger, B. (1976). Vom Narzißmus zum Objekt. Frankfurt/M: Suhrkamp.

Grunwade, J.L. (1971). Human foetal heartrate change and movement in response to sound and vibration. American Journal of Obstetrics and Gynecology, 109, 86-90.

Hackbarth, I. (1992). Musiktherapie bei Gehörgeschädigten. Musik-, Tanz- und Kunsttherapie, 3, 206-212.

Hackbarth, I. (1993). Musiktherapie bei Gehörgeschädigten. Musik-, Tanz- und Kunsttherapie, 4, 14-21.

Haegewald, I. & Kage, A. in Vorbereitung.

Hanser, S.B. (1985). Music therapy and stress reduction research. Journal of Music Therapy, 22, 195-206.

Hanser, S.B. (1988). Controversy in music listening/stress reduction research. The Arts in Psychotherapy, 15, 211-217.

Hargreaves, D.J. & Colman, A.M. (1981). The dimensions of aesthetic reactions to music. Psychology of music, 9, 15-20.

Harrer, G. (Hrsg.) (1975/1982). Grundlagen der Musiktherapie und Musikpsychologie (zweite neubearbeitete Auflage). Stuttgart: Fischer.

Harrer, G., Harrer, H., Pöldinger, W., Revers, W.J. & Simon, W.C. (1973) Musik und Vegetativum. Basel: Ciba-Geigy.

Hecheltjen, K.-G. & Mertesdorf, F. (1973). Entwicklung eines mehrdimensionalen Stimmungsfragebogens. Gruppendynamik, 40, 110-122.

Hegi, F. (1990). Improvisation und Musiktherapie. Paderborn: Junfermann.

Heilig, R. & Hoff, H (1928). Über psychogene Entstehung des Herpes labialis. Medizinische Klinik München, 24, 1414.

Henderson, St.M. (1983). Effects of a music therapy programm upon awareness of mood in music, groop cohesion, and self-esteem among hospitalized adoslecent patients. Journal of Music Therapy, 20, 14-20.

Hendrickx, M. (1981). Quantitative Untersuchung der Immunglobuline IgA und IgG im Speichel von 7- bis 8jährigen Kindern unter der besonderen Berücksichtigung des jahreszeitlichen Verlaufes und ökologischer Faktoren. Dissertation (med.dent) Univ. Düsseldorf.

Hills, B.A. (1990). A physical identity for the gastric mucosal barrier. Med J.Australia 153, 76-81.

Hodapp, V. & Schwenkmetzger, P. (Hrsg.)(1993). Ärger und Ärgerausdruck. Bern; Göttingen; Toronto; Seattle: Huber.

Hoffmann, S.O. (1992). Bewunderung, etwas Scham und verbliebene Zweifel. Anmerkungen zu Klaus Grawes "Psychotherapie-

forschung zu Beginn der neunziger Jahre". Psychologische
Rundschau, 43, 163-167.

Hörhold, M. (1993). Zur Psychophysiologie der Belastungsregulation. Verlaufsanalysen zum Einfluß psychologischer
versus physikalischer Situationsmerkmale und psychologischer versus physiologischer Personenmerkmale. Unveröff.
Diss., Freie Universität Berlin.

Hörhold, M. & Klapp, B.F. (1993). Testungen der Invarianz
und der Hierarchie eines mehrdimensionalen Stimmungsmo-
dells auf der Basis von Zweipunkterhebungen an Patienten -
und Studentenstichproben. Zeitschrift für Medizinische
Psychologie 1993, 27-35

Hörmann, K. (1990). Musik und Bewegung in der Musik- und
Tanztherapie. Musik-, Tanz- und Kunsttherapie, 2, 95-102.

Jacobsen, E. (1938). Progressive relaxation. Chicago: The
University of Chicago.

Jaedicke, H.-G. (1975/ 1982). Musiktherapie bei psychosomatischen Erkrankungen. In G. Harrer (Hrsg.) Grundlagen der
Musiktherapie und Musikpsychologie (S. 245-256). Stuttgart: Fischer.

Jaeggi, E. (1974). Persönlichkeitstheoretische Implikationen
verhaltenstherapeutischer Praxis. Das Argument 91, 423-
439.

Jaeggi, E. (1989). Das präsentative Symbol als Wirkfaktor in
der Psychotherapie. Forum Psychoanalyse, 5, 140-152.

Janowski, M. & Kugler, J. (1987). Relaxation, imagery, and
neuroimmunomodulation. Annals of the New York Academy of
Sciences, 496, 722-730.

Janssen, P.L. (1982). Psychoanalytische orientierte Mal- und
Musiktherapie im Rahmen statonärer Psychotherapie. Psyche,
6, S.541-570.

Janssen, P.L. (1987). Psychoanalytische Therapie in der Klinik. Stuttgart: Klett-Cotta.

Jemmott, J.B. & Locke, S.E. (1984). Psychosocial factors,
immunologic mediation, and human susceptibility to infectious diseases: How much do we know? Psychological Bulletin, 95, 78-108.

Jemmott, J.B. & McClelland, D.C. (1989). Secretory IgA as a

measure of resistance to infectious disease: comments on
Stone, Cox, Valdimarsdottir, and Neal. Behavioural Medicine, 15, 63-71.

Jemmott, J.B., Borysenko, J.Z., McClelland, D.C., Chapman,
R., Meyer, D. & Benson, H. (1983). Academic stress, power
motivation, and decrease in salivatory secretory immunglobuline A secretion rate. Lancet, I, 1400-1402.

Jenkins, G.N. (1978). The physiology of the mouth. Oxford:
Blackwell.

Jochims, S. (1991). Krankheitsverarbeitung und freie Improvisation. Zur Funktion aktiver Klanggestaltung am Beispiel
der Trauerarbeit. Musiktherapeutische Umschau, 12, 4-20.

Johannson, B., Wedenberg, E. & Westin, B. (1964). Measurement of tone response by the human foetus. Acta Otoryngologica 57, 188.

Kächele, H. & Scheytt-Hölzer, N. (1990). Sprechen und Spielen - Verbale und non-verbale Aspekte des musiktherapeutischen Prozesses. Musiktherapeutische Umschau, 11, 286-295.

Kapteina, H. (1992). Grundsätzliches zur Verbindung von Musik und Malen. Musik-, Tanz- und Kunsttherapie, 3, 232-
236.

Kennedy, S., Kiecolt-Glaser, J & Glaser, R. (1990). Social
support, stress, and immun system. In B. Sarason, Social
support. An interactional view. New York: Wiley.

Kiecolt-Glaser, J.K. & Glaser, R. (1991). Stress and immune
function in humans. In Ader, R. (Hrsg) Psychoneuroimmunology (S. 849-867). Champaign: I.P.A.T.

Kiecolt-Glaser, J.K. & Glaser, R. (1992). Psychoneuroimmunology: Can Psychological Interventions modulate immunity?
Journal of Consulting and Clinical Psychology, 60, 569-
575.

Kiecolt-Glaser, J.K., Glaser, R. Willinger, D., Stout, J.
Messick, G. Sheppard, S., Ricker, D., Romisher, S.C., Briner, W., Bonnell, G. & Donnerberg, R. (1985). Psychosocial
enhancement of immunocompetence in a geriatric population.
Health Psychology, 4, 25-41.

Kiecolt-Glaser, J.K., Glaser, R., Strain, E., Stout, J.,
Tarr, K., Holliday, J. & Speicher, C.E., (1986). Modula-

tion of cellular immunity in medical students. Journal of
Behavioral Medicine, 9, 5-21.

Kiess, W. & Belohradsky, B.H. (1986). Endocrine Regualtions
of the immuns system. Klinische wochenschrift, 64, 1-7.

Kießling, W.R. & Lengdobler, H. (1990). Freie Gruppenmusik-
improvisation bei Multipler Sklerose: Ein erster Erfah-
rungsbericht. Musik-, Tanz- und Kunsttherapie, 2,84-87.

Krishnaraj, R. & Blandford, G. (1987). Age-associated alte-
rations in human natural killer cells: 1. Increased activity as per conventional and kinetic analysis. Clinical
Immunology and Immunpathology, 45, 268-285.

Kirschbaum, C. (1991). Cortisolmessung im Speichel/ Eine Methode der biologischen Psychologie. Bern; Göttingen; Toronto: Huber.

Klapp, B.F. & Müller, A. (1993). Patient, Arzt, Musikthera-
peut(in): Was erwartet der Mediziner von der Musiktherapie? Musiktherapeutische Umschau, 14, 35-50.

Klapp, B.F., Belz, S. & Müller, A. (1992). Kunst- und Musiktherapie in der Klinik. Medizin Mensch Gesellschaft, 17,
265-277.

Klauser, G. (1971). Die vorgeburtliche Entstehung der Sprache als anthropologisches Problem. Stuttgart: Enke.

Klausmeier, F. (1984). Der psychische Primärprozeß und die
musikalische Interpretation. Musiktherapeutische Umschau,
5, 115-129.

Klosterhalfen, W. & Klosterhalfen, S. (1990). Psychoimmun-
ologie. In Th. von Uexküll, Psychosomatische Medizin
(4.Auflage) (S. 195-211). Wien; Baltimore: Urban &
Schwarzenberg.

Koepchen, H.P., Droh, R. Spintge, R., Abel, H.-H., Klüsen-
dorf, D.& Koralewski, E. (1992). Physiological rhythmicity
and music in medicine. In R.Spintge & R. Droh, Music Medicine (S. 39-70). Saint Louis: MMB Music,Ing.

Kohut, H. (1977a). Introspektion, Empathie und Psychoanalyse. Frankfurt/M: Suhrkamp.

Kohut, H. (1977b). Über den Musikgenuß. In H. Kohut 1977a
(S. 195-217).

Kohut, H. (1977c). Betrachtung über die psychologische Funktion der Musik. In H. Kohut 1977a (S. 218-238).

Kollenbaum, V.-E., Kirschner, G., Dahme, B. (1992). Subjektive Wahrnehmung aktueller kardiovasculärer Belastung bei gesunden, jüngeren Personen. In G. Huppmann & S. Fischbeck, Psychologie in der Medizin; Wissenschftliche Beiträge zum 9. Kongreß der deutschen Gesellschaft für Medizinische Psychologie vom 3. bis 6. Juni 1992 in Mainz. Würzburg: Königshausen & Neumann GmbH.

Kovach, A.M. (1985). Shamanism and guided imagery and music: a comparision. Journal of Musik Therapiy, 22, 154-165.

Kropiunigg, U. (1990). Psyche und Immunsystem. Wien; New York: Springer

Kropiunigg, U., Hamilton, G., Simmel, A., Roßmanith, S., Roth, E. & Reinthaler, Th. (1989). Psychosozialer Streß und Immunologische Veränderungen im Gruppenprozess. Gruppenpsychother. Gruppendynamik, 25, 280-297.

Küchenhoff, J. (1992). Zur kommunikativen Funktion psychogener Körperstörungen. Zeitschrift psychosomatische Medizin und Psychoanalyse, 38, 240-250.

Kugler, J. (1990). Filminduzierte Änderung der emotionalen Befindlichkeit und Immunglobulin A im Speichel. Ein Beitrag zur Psychoneuroimmunology. Dissertation (med.). Düsseldorf: Medizinische Fakultät der Heinrich-Heine-Universität.

Kugler, J. (1991). Emotionale Befindlichkeit und Immunglobulin A im Speichel - Eine Literaturübersicht. Psychotherapie, Psychosomatik und medizinische Psychologie, 41, 232-242.

Kugler, J., Hess, M. & Haake, D. (1992). Secretion of salivary immunglobulin A in relation to age, saliva flow, mood states, secretion of albumin, cortisol, and catecholamines in saliva. Journal of Clincal Immunology, 12, 45-49.

Kühn, M. (1991). Indikationen für Musiktherapie - ein Legitimationsproblem? Musiktherapeutische Umschau, 12, 213-233.

Langenberg, M. (1983). Grenzenlosigkeit als Verführung. Musiktherapeutische Umschau, 4, 117-134.

Langenberg, M. (1988). Vom Handeln zum Be-Handeln. Stuttgart: Fischer.

Langenberg, M., Frommer, J. & Tress, W. (1992). Qualitative
Methodik zur Beschreibung und Interpretation musiktherapeutischer Behandlungswerke. Musiktherapeutische Umschau,
13, 258-278.

Langer, S. (1965). Philosophie auf Neuem Wege. Frankfurt:
Suhrkamp.

Lechleitner, H. & Mantell, D.M. (1970). Abraham - ein Versuch. Bonn: Bundeszentrale für politische Bildung.

Lehr, G. (1980). Vermittlung von Emotionen durch musikalische Improvisationen. Musiktherapeutische Umschau, 1, 287-
299.

Leuner, H. (1974). Die Bedeutung der Musik in imaginativen
Techniken der Psychotherapie. In W.J.Revers, G.Harrer &
W.C.M.Simon, Neue Wege der Musiktherapie (S. 178-220).

Lindner, W.-V. (1992). Die Bedeutung der Gruppe für die psychotherapeutische Versorgung. Gruppenpsychotherapie, Gruppendynamik, 28, 337-348.

Linke, N. (1984). Musiktherapeutische Konzepte aus wissen-
schaftlicher Sicht. Musiktherapeutische Umschau, 5, 307-
321.

Lorenzer, A. (1983). Sprache, Lebenspraxis und szenisches
Verstehen in der psychoanalytischen Therapie. Psyche, 2,
99ff Stuttgart: Klett-Cotta.

Lorz, A. (1984). Fallstudien in der "Musiktherapeutischen
Umschau". Musiktherapeutische Umschau, 5, 95-113.

Luborsky, L. & Auerbach, A.H. (1969). The Symptom-Context
Method, quantitative studies of symptom formation in psychotherapie. Journal American Psychoanalytic Association,
17, 68-99.

Makinodan,T. & Kay, M.M. (1980). Age influences on the immune system. Advance in Immunology, 29, 287-330.

Maler, Th. (1989). Klinische Musiktherapie. Hamburg:
Dr.Krämer.

Maler, Th. (1989a). Musiktherapie. In H. Feiereis (Hrsg.)
Diagnostik und Therapie der Magersucht und Bulimie. Mün-
schen: Marseille.

Maler, Th. (1989b). Die intrapsychische Bearbeitung von Kon-

fliktspannungen bei Patientinnen mit Magersucht und Bulimie. Musiktherapeutische Umschau, 10, 195-208.

Mandel, I.D. & Khurana, H.S. (1969). The relation of human
salivary IgA globulin and albumin to flow rate. Archives
of Oral Biology, 14, 1433-1435.

Maranto, C.D. & Scartelli, J. (1992). Music in the treatment
of immune-related disorders. In R. Spintge & R.Droh
(Hrsg.), MusicMedicine (S. 142-153). Saint Louis: MMB Music, Inc.

Mayring, Ph. (1983). Qualitative Inhaltsanalyse. Weinheim:
Beltz.

McClelland D.C., Floor, E., Davidson, R.J. & Saron, C.
(1980). Stressed power motivation, sympathetic activation,
immune function and illness. Journal of Human Stress, 6,
11-19.

McClelland, D.C. & Krishnit, C. (1988). The effekt of moti-
vational arousal through films on salivary immunglobulin
A. Psychology & Health, 2, 31-52.

McClelland, D.C., Alexander, Ch., Marks, E. (1982). The need
for Power, Immune Function, and Illness among Male priso-
ners. Journal of Abnormal Psychology, 91, 61-70.

McClelland, D.C., Ross, G., Vandana, P. (1985). The effect
of acadenic examination on salivary norepinedrine and immunglobulin Levels. Journal of Human Stress, 11, 52-59.

McGrady, A., Contan, P., Dickley, D., Garman, D., Farris, E.
& Schumann-Brzezinski, C. (in press). The effects of
biofeedback-assisted relaxation on cell mediated immunity,
cortisol and white blood cell count in healthy adult subjects. Journal of Behavioral Medicine.

McKinney, CH. (1990). The effect of music on imagery. Journal of Music Therapy, 17, 34-46.

Meschede, H.G. Bender, W. & Pfeiffer, H. (1983). Musiktherapie mit psychiatrischen Problempatienten. Psychotherapie,
Psychosomatik, medizinische Psychologie, 33, 101-106.

Moreno, J. (1981). Musikalisches Psychodrama. Musiktherapeutische Umschau, 2, 83-91.

Motte-Haber De La, H. (1989). Fiktionalität und Kunst. In F.
Jádi & I. Jádi (Hrsg.), Muzika. Musikbezogene Werke von

psychisch Kranken (13-24) Heidelberg: Wunderhorn.

Mouton, C., Fillion, L., Tawadros, E., & Tessier, R. (1989).
Salivary IgA is a week stress marker. Behavioural Medicine, winter, 179-185.

Müller, M.J. & Netter, P. (1992). Methodische Aspekte bei
der Messung von Speichelhormonkonzentrationen in psycho-
physiologischen Experimenten. Vortrag auf der 20. Tagung
"Psychophysiologische Methodik" in Hamburg vom 18.-20.
Juni 1992.

Munck, A., Guyre, P.M., Holbrook, N.J. (1984). Physiological
functions of glucocorticoids in stress and their relation
to pharmacological actions. Endocr.Rev., 5, 25-44.

Muthesius, D. (1987). Verführerin Musiktherapie oder: Die
Gefahren eines Traumberufs. Musiktherapeutische Umschau,
4, 30-335.

Muthesius, D. (1990). Denkt man doch im Silberhaar gern ver-
gang'ner Zeiten...Gruppensingtherapie in der Gerontopsy-
chiatrie. Musiktherapeutische Umschau, 11, 132-140.

Naliboff, B.D., Benton, D., Solomon, G.F., Morley, J.E, Fa-
hey, J.L., Bloom, E.T., Makinodan, T. & Gilmore, St.
(1991). Immunological changes in young and old adults during brief laboratory stress. Psychosomatic Medicine, 53,
121-132.

Nitzschke, B. (1984). Frühe Formen des Dialogs. Musiktherapeutische Umschau, 5, 167-187.

Nöcker-Ribaupierre, M. (1992). Pränatale Wahrnehmung akustischer Phänomene. Musiktherapeutische Umschau 1, 239-248.

Nowlis, V. & Green, R. (1965). Factor analysis studies of
the mood adjective list. Office of Naval Research: Techni-
cal Report.

Noy, P. (1966). Tha psychodynamic meaning of music, Parts I.
Journal of Music Therapy, 3, 126-135.

Noy, P. (1967). Tha psychodynamic meaning of music, Parts
II-V. Journal of Music Therapy, 4, 7-23, 45-51, 81-94,
128-131.

Noy, P. (1968). The Development of musical ability. Psychoanalytic Study of the Child, 23, 332-347.

Otto, H. & Schuppan, M. (1993). "Frühe Prägungen - Frühe Erfahrungen". Musiktherapeutische Umschau 14, 90-98.

Pennebaker, J.W., Kiecolt-Glaser, J.K. & Glaser, R. (1988). Disclosure of traumas and immune function: health implications for psychotherapy. Journal of Consulting and Clincal Psychology, 56, 239-245.

Pekrun, R. (1988). Emotion, Motivation und Persönlichkeit. München: Psychologie Verlags Union.

Peters, J.R., Walkers, R.F., Riad-Fahmy, D. & Hall, R. (1982). Salivary cortisol assays for assesing pituatary-adrenal reserve. Clinical Endocrinology, 17, 583-592.

Peterson, P. (1990). Kunstherapeutisches Handeln und künstlerische Therapieformen als Gegenstand der Forschung. Bericht über ein Forschungssymposion. In P.Petersen (Hrsg.), Ansätze kunsttherapeutischer Forschung. Berlin: Springer.

Pfeiffer, H., Wunderlich, W., Bender, W. Elz, U. & Horn, B. (1987). Freie Musikimprovisation mit schizophrenen Patienten - Kontrollierte Studie zur Untersuchung der therapeutischen Wirkung. Rehabilitation, 26, 184-192.

Pflüger, M., Wittlich, W. & Genzel, St. (1992). Methodische Probleme der Speichelcortisolbestimmung. In L. Mouladen (Hrsg.), Bericht über den 38. Kongress der Deutschen Gesellschaft für Pychologie in Trier (S. 288-289). Göttingen:Hogrefe.

Pickett, E (Hrsg.) (1992). Journal of the Association for Music & Imagery (Themenheft). Baltimore.

Pickett, E. (1987-88). Fibroid tumors and response to guided imagery and music: two case studies. Imagination, Cognition and Personality, 7, 165-176.

Polonsky, W.H., Knapp, P.H., Brown, E.L. & Schwartz, G.E. (1985). Psychological factors, immunological function, and bronchial asthma. Psychosomatic medicine 47, 77.

Pöppel, E. (1983). Musikerleben und Zeitstruktur. In F. Kreuzer (Hrsg.) Auge macht Bild, Ohr macht Klang, Hirn macht Welt (S. 76-86). Wien: Deutike.

Priestley, M. (1975). Music therapy in action. London: Constable.

Priestley, M. (1980). Analytische Musiktherapie und musikalische Respons. Musiktherapeutische Umschau, 1, 21-36.

Priestley, M. (1982). Musiktherapeutische Erfahrungen. Stuttgart: Fischer.

Priestley, M. (1983). Analytische Musiktherapie. Stuttgart: Klett-Cotta.

Priestley, M. (1985). Übertragung und Gegenübertragung in der Musiktherapie. Musiktherapeutische Umschau, 6, 17-36.

Redfearn, J.W. (1983) Einführung. In M.Priestley, Analytische Musiktherapie, 13-17. Stuttgard: Klett-Cotta.

Reissenberger, K. & Vosskühler, K. (1980). Die Verwendung von Spielregeln in Musiktherapie und Bewegungstherapie. Musiktherapeutische Umschau, 1, 305-308.

Reker, Th. (1991). Musiktherapie im Urteil schizophrener Patienten; Psychiatrische Praxis, 18, 216-221.

Rider, M.S. & Achterberg, J. (1989). Effect of music-assisted imagery on neutrophils and lymphocytes. Biofeedback and Self-Regulation, 14, 247-257.

Rider, M.S. & Weldin, C. (1990). Imagery, improvisation and immunity. The Arts in Psychotherapy, 17, 211-216.

Rider, M.S., Floyd, J.W. & Kirkpatrick, J. (1985). The effect of music, imagery, and relaxation on adrenal corticosteroids and the re-entrainment of circadian rhythms. Journal of Music Therapy, 12, 46-58.

Riedel, W.-P. & Schoof, M. (1992). Diagnosespezifische Therapieergebnisse in der stationären Psychotherapie. Zeitschirft für psychosomatische Medizin, 38, 169-181.

Rotter, F. & Mayerle-Eise, R. (1990). Musiktherapie als Zwei-Medien-Therapie; Soziologische Perspektiven und Konzept für ein Forschungsprojekt. Musiktherapeutische Umschau, 11, 22-35.

Rüger, U. (1992). Theoretische Konzepte: Die Prüfung ihrer Verallgemeinerungsfähigkeit- Anmerkungen zu J. Küchenhoffs Beitrag "Zur kommunikativen Funktion psychogener Körperstörungen". Zeitschirft für psychosomatische Medizin, 38, 255-257.

Rupprecht, R., Kornhuber, J., Wodarz, N., Lugauer, J., Göbel, C., Riederer, P. & Beckmann, H. (1991). Lymphocyte grlucocorticoid receptor binding during depression and after clinical recovery. Journal of Affektive Disorders, 22,

31-35.

Sachse, R. & Rudolph, R. (1992). Selbstaufmerksamkeit bei psychosomatischen Patienten. ZKPPP, 40, 148-164.

Sader, M. (1991). Anmerkungen zum Stand der Kleingruppenforschung. Gruppendynamik, 22, 263-278.

Sagi, A. & Hoffmann, M.L. (1976). Emphatic distress in the newborn. Developmental Psychology 12, 175-176.

Salk, L. (1961). Mother's Heartbeating as an imprinting stimulus. New York Academy of Science Series, 2, 753fff.

Scartelli, J. (1992). Music therapy and psychoneuroimmunology. In R. Spintge & R.Droh (Hrsg.), MusicMedicine (S. 137-141). Sant Louis: MMB Music, Inc.

Schafer, Roy. (1981). Handeln in der psychoanalytischen Deutung und Theorie. Psyche, 35, 875-926.

Schalkwijk, F. (1992). Unterschiedliche Konzepte beim Einsatz von Musik in der Therapie. Musiktherapeutische Umschau, 13, 187-202.

Scheytt, N. & Janssen, P.L. (1987). Kommunikative Musiktherapie in der stationären analytischen Psychotherapie. In F. Lamprecht (Hrsg.) Spezialisierung und Integration in Psychosomatik und Psychotherapie (S. 203-206). Berlin, Heidelberg, New York: Springer.

Schirmer, H. (1984). Musikalische Gruppenimprovisationen. Musiktherapeutische Umschau, 5, 57-60.

Schirmer, H. (1986). Die Beschreibung von Musik und ihre Relevanz für musiktherapeutische Verfahren. Musiktherapeutische Umschau, 7, 125-130.

Schleifer, S.J., Keller, S.E., Bond, R.N., Cohen, J. & Stein, M. (1989). Depression and immunity: role of age, sex, and severity. Archives of General Psychiatry, 46, 81-87.

Schmale, B., Lange G. & Klapp, B.F. in Vorbereitung

Schmidt-Traub, S. & Bamler, K.-J. (1992). Psychoimmunologischer Zusammenhang zwischen Allergien, Panik und Agoraphobie. Zeitschrift für Klinische Psychologie, Psychopathologie und Psychotherapie, 40, 325-345.

Schmölz, A. (1974). Kreativität in der Musiktherapie. In W.J.Revers, G.Harrer & W.C.M.Simon (Hrsg.), Neue Wege der

Musiktherapie, Grundzüge einer alten und neuen Heilmethode. Düsseldorf Wien: Econ.

Schmölz, A. (1987). Musiktherapie bei psychosomatischen Erkrankungen. In R. Spintge & R. Droh (Hrsg.), Musik in der Mrdizin/ Music in Medicine (S. 303-309). Berlin: Springer.

Schneider, W. (1992). Aktuelle Gesichtspunkte der dirfferentiellen Indikationsforschung zur Psychotherapie. Zeitschrift psychosomatische Medizin, 38, 182-193.

Schröder, W. (1988). Musiktherapie: Psychotherapie im Medium Musik. In H. Schepank & W. Tress W (Hrsg), Die stationäre Psychotherapie und ihr Rahmen (S. 157-160). Heidelberg, Springer.

Schroeder, W.Ch. & Hartmann-Kottel-Schroeder, L. 1982). Integrative Musiktherapie. Integrative Therapie, 4, 344-350.

Selby, W.S., Janossy. G. & Jewell, D.P. (1981). Immunohistological charakterization of intraepithelial lymphocytes of the human gastrointestinal tract. Gut, 22, 169-176.

Seligmann, M.E.P. (1975). Helplessness. On depression, development and death. San Francisco: Freemann.

Selye, H. (1981). The stress concept today. In I.L. Kutash, L.B. Schlesinger et al (ed.), Handbook on Stress and Anxiety. San Francisco: Jossey Bass.

Senf, W. (1993). Die Funktion der Phantasie in der Psychosomatik - Das subjektive Bild vom kranken Körper. Praxis der Psychotherapie und Psychosomatik, 38, 32-41.

Sorembe, V. & Wetshoff, K. (1985). Skala zur Erfassung der Selbstakzeptierung (SESA). Göttingen: Hogrefe.

Spielberger, C.D. (1988). State-trait-anger-expression-invertory (STAXI). Research edition. Odessa, FL: Psychological Assessment Rescourses.

Spintge, R. & Droh, R. (1992). Musik Medizin. Stuttgard: Fischer.

Spintge, R. & Droh, R. (Hrsg.) (1987). Musik in der Medizin, Music in Medicine. Heidelberg: Springer.

Spitz, R. (1967). Vom Säugling zum Kleinkind. Stuttgart: Klett.

Standley, J.M. & Madsen, C. (1990). Comparison of infant preferences and responses to auditory stimuli: music, mother, and other female voice. Journal of Music Therapy 17, 54-97.

Standley, J.M. The effect of vibrotactile and auditory stimuli on perception of comfort, heart rate, and peripheral finger temperature. Journal of Music Therapy, 27, 120-134.

Stead, R. H., Tomioka, M., Pezzati, P., Marshall, J., Croitoru, K., Perdue, M., Stanisz, A. & Bienenstock, J. (1991). Interaction of the mucosal immune and peripheral nervous systems. In R. Ader, D.L. Felten & N. Cohen (Hrsg.)(S. 177-207). Psychoneuroimmunology. Academic Press. Inc.

Steinberg, R., Kimming, V., Raith, L., Günther, J., Bogner, J., Timmermann, T. (1991). Music psychopathology. IV. The course of musical expression during music therapy with psychiatric inpatients. Psychopathology, 24, 121-129.

Stone, A.A., Cox, D.S., Valdimarsdottir, H. & Neal,J. (1987). Secretory IgA as a measure of immunocompetence. Journal of Human Stress, 13, 136-140.

Streich, H. (1979a). Musik, Alchemie und Psychologie. In G. Condrau (Hrsg.), Die Psychologie des Zwanzigsten Jahrhunderts, 15 (S.1117-1124). Zürich: Kindler.

Streich, H. (1979b). Zur Bedeutung der Musik im Traum. In G. Condrau (Hrsg.), Die Psychologie des Zwanzigsten Jahrhunderts, 15 (S.1125-1133). Zürich: Kindler.

Streich, H. (1980). Musikalische Struturen in den Tiefen der Psyche. Musiktherapeutische Umschau, 1, 253-264.

Streich, H. (1990). Musik und Psyche. Musiktherapeutische Umschau, 11, 346-352.

Strobel, W. & Huppmann, G. (1978). Musiktherapie. Göttingen, Toronto, Zürich: Hogrefe.

Strobel, W. (1990). Von der Musiktherapie zur Musikpsychotherapie. Musiktherapeutische Umschau, 11, 313-338.

Tarr-Krüger, I. (1990). Musiktherapeutische Arbeit am Widerstand aus der Sicht der integrativen Musiktherapie. In I. Frohne-Hagemann (Hrsg.) Musik und Gestalt (S. 171-182). Paderborn: Jungfermann.

Teirich, H.R. (1958). Musik in der Medizin. Stuttgart: Fischer.

Terhardt, E. (1985). Some psychophysical analogies between speech and music. In R. Spintge & R. Droh (Hrsg.) Music in Medicine (S. 89-100). Grenzach: Roche.

Thaut, H. M. (1989). The influence of music therapy interventions on self-related changes in relaxation, affect, and thought in psychiatric prisoner-patients. Journal of Music Therapy, 26, 155-166.

Thomä, H. & Kächele, H. (1985). Lehrbuch der psychoanalytischen Therapie, Bd 1 Grundlagen. Berlin: Springer.

Timmermann, T. , Scheytt-Hölzer, N. , Bauer, S. & Kächele, H. (1991). Musiktherapeutische Einzelfall-Prozeßforschung - Entwicklung und Aufbau eines Forschungsfeldes. Psychotherapie, Psychosomatik, medizinische Psychologie, 41, 385-391.

Tischler, B. (1983). Ist Musiktherapie empirisch begründbar? Musiktherapeutische Umschau, 4, 95-106.

Tomasi, T.B. (1972). Secretory immunglobulins. New England Journal of Medicine, 287, 500-506.

Tomasi, T.B. (1976). The immune system of secretions. Englewood Cliffs NJ: Prentice-Hall.

Tomatis, A.A. (1987). Der Klang des Lebens. Hamburg: Rowohlt.

Tsao, C.C., Gordon, T.F., Maranto, C.D., Lerman, C. & Morasko, D. (1991). The effects of music and directed biological imagery on immune response (S-IgA). In C.D. Maranto (ed.), Applications of Music in Medicine. Washington DC: National Assoziation for Music Therapy, Inc.

Tüpker, R. (1990). Wissenschaftlichkeit in kunsttherapeutischer Forschung. Musiktherapeutische Umschau, 11, 7-20.

Uexküll, J.v. & Kriszat, G. (1970). Streifzüge durch die Umwelten von Tieren und Menschen. Berlin: Springer 1936. Neudruck Frankfurt: Fischer.

Uexküll, Th. & Wesiack, W. (1988). Theorie der Humanmedizin. München: Urban & Schwarzenberg.

Uexküll, Th. (1963). Grundlagen der psychosomatischen Medizin. Reinbek: Rowohlt.

Umeda, T., Hiramatsu, R., Iwaolsa, T. , Shimada, T., Miura, F., & sato, T. (1981). Use of saliva for monitoring unbound free cortisol levels in serum. Clinical Chimica Acta, 110, 245- 253.

Vining, R.F. & McGinley, R.A. (1986). Hormones in saliva. Critical Reviews in Clinical Laboratory Sciences, 23, 95-146.

Vining, R.F. & McGinley, R.A. (1987). The measurement of hormones in saliva: possibilities and pitfalls. Journal of Steroid Biochemistry, 27, 81-94.

Walschburger, P. & Hampel, P. (1990) Bewältigungserfolg und Spielraum subaktiver Einschätzungsprozesse als Determinanten der Belastungsregulation hoch- und niedrigängstlicher Personen - psychophysiologische und psychoimmunologische Analysen (DFG-Forschungsbericht, Bd.I). Berlin: Freie Universität Berlin, Institut für Psychologie.

Watson, D. & Tellegen, A. (1985). Toward a consensual structure of mood. Psychological Bulletin, 98, 219-235.

Watzlawick, P. Beavin & J. Jackson, D.D. (1990). Menschliche Kommunikation, Formen, Störungen, Paradoxien (achte unveränderte Ausgabe). Bern: Huber.

Weber, H. (1993). Ärgerausdruck, Ärgerbewältigung und subjektives Wohlbefinden. In V. Hodapp und P. Schwenkmetzger (Hrsg.), Ärger und Ärgerausdruck (S.253-275). Bern; Göttingen; Toronto; Seattle: Huber.

Weber, T. (1981). Musiktherapie mit einem stotternden Jungen. Musiktherapeutische Umschau, 2, 229-234.

Weiss, C.S. (1992). Depression and immunocompetence: A review of the literatur. Psychological Bulletin, 3, 475-489.

Wesiack, W. (1989). Einführung in die psychosomatische Medizin. In W.Loch (Hrsg.), Die Krankheitslehre der Psychoanalyse (5. ergänzte und korrigierte Auflage) (S. 289-356). Stuttgart: S.Hirzel.

Weymann, E. (1989). "Anzeichen des Neuen". Improvisieren als Erkennungsmittel und als Gegenstand der Forschung - dargestellt an einem Fallbeispiel aus der Musiktherapie. Musiktherapeutische Umschau, 10, 275-290.

Weymann, E. (1991). "....das ist ein weites Feld" - einige unordentliche Anmerkungen zur Praxis der Indikationsstellung für Musiktherapie in der psychotherapeutischen Klinik. Musiktherapeutische Umschau, 12, 170-179.

Wheeler, B.L. (1985). The relationship beween musical and activity elements of music therapy sessions and client responses: an exploratory study. Music Therapy, 5, 52-60.

Wiedenfeld, S.A., O'Leary, A., Bandura, A., Brown, S., Levine, S. & Raska, K. (1999). Impact of perceived self-efficacy in coping with stressors on components of the immune system. Journal of Personality and Social Psychology, 59, 1082-1094.

Willi, J. (1990). Die stationäre Psychotherapie in psychooekologischer Sicht. Praxis der Psychotherapie und Psychosomatik, 35, 163-174.

Willms, H. (1982). Musiktherapie bei psychotischen Erkrankungen. In G. Harrer, Grundlagen der Musiktherapie und Musikpsychologie (S. 223-232).

Wilson, S.C. & Barber, T.X. (1978). The creative imagination scale as a measure of hypnotic responsiveness. Applications to experimental and clinical hypnosis. American Journal of clinical Hypnosis, 20, 235-248.

Winnicott, D.W. (1974). Vom Spiel zur Kreativität. Stuttgard: Klett.

Wirsching, M. (1991). Psychosomatik und Psychotherapie im Umbruch - Der ökologische Wandel auf dem Weg in eine andere Moderne. Zeitschrift für psychosomatische Medizin und Psychoanalyse, 37, 389-401.

Wünsch, Chr. (1991). Musizieren als spontan gestaltetes Klangereignis. Zur phänomenologischen Betrachtung improvisierter Musik. Musiktherapeutische Umschau, 12, 21-30.

Zachariae, R., Kristensen, J.S., Hokland, P., Ellegaard, J., Metze, E. & Hokland, M. (1990). Effect of psychological intervention in the form of relaxation and guided imagery on cellular immune function in normal healthy subjects. Psychotherapy and Psychosomatics, 54, 32-39.

ANHANG

Tabelle Ia. **Charakteristik des Ursprungskollektivs:**
Stationäre Patienten der Abteilung für Psychosomatische Medizin und Psychotherapie UKRV, FU Berlin

Die unterschiedlichen Patientenzahlen für die verschiedenen Jahrgänge erklären sich aus einer Erweiterung der Station im September 1991 (Schmale, Lange & Klapp in Vorb.)

a. **Stationäre Verweildauer:** Die durchschnittliche stationäre Verweildauer beträgt 43 Tage (6 Wochen).

b. **Geschlechtsverteilung**

Jahr	1989	1990	1991	1992	gesamt
Anzahl insg.	73 %	63 %	111 %	181 %	428 %
Männer	24 (32,9)	21 (33,3)	28 (25,2)	61 (33,7)	134(31,5)
Frauen	49 (67,1)	42 (66,7)	83 (74,8)	120 (66,3)	294(68,5)

c. **Alter:** Das Durchschnittsalter der Patienten beträgt insgesamt 39 Jahre, bei den Frauen 38,6 Jahre, bei den Männern 40,7 Jahre.

d. **Beziehung zwischen Alter und Diagnose**

ICD 10	Diagnosegruppe	Alter J.
50.0	Eßstörungen	29,3
41.0	Angststörungen	38,5
45.0	Somatoforme Störungen	39,2
43.0	Anpassungs- störungen	40,7
34.0	depressive Neurose	42,5
54.0	bio-struktur- elle Erkrankr. mit psychischen Faktoren	44,7

e. **Diagnosen:** Beim überwiegenden Teil der Patienten werden 2
und mehr Diagnosen gestellt. Hier sind zur Charakterisierung
des Ursprungskollektives nur die ersten Hauptdiagnosen gelistet, die pro Jahrgang mindestens fünfmal vorkamen.

Jahr	89	90	91	92	gesamt
ICD 10 Diagnose					
34.0 neurotische Depression	14	6	34	2	56
41.0 Angststörungen	3	1	11	12	27
43.0 Anpassungs- störungen	0	3	0	17	20
45.0 Somatoforme Störungen	16	19	15	79	129
50.0 Eßstörungen	15	8	25	25	73
54.0 bio-struktur- elle Erkrankr. mit psychischen Faktoren	21	21	19	19	80
Gesamt	69	58	104	154	385

f. **Beziehung zwischen Diagnose und Geschlecht:**

ICD 10 Diagnosegruppe	weibl.	männl.
34.0 neurotische Depression	41	15
41.0 Angststörungen	15	12
43.0 Anpassungs- störungen	9	11
45.0 Somatoforme Störungen	75	52
50.0 Eßstörungen	66	7
54.0 bio-struktur- elle Erkrankr. mit psych.Fakt.	53	26

Tabelle Ib. Gesamt- Kollektiv der Studie:
Teilnahme bzw. Gruppenzusammensetzung pro MT-Sitzung im Untersuchungszeitraum von fünf Wochen

Woche Tag	1.Woche Mo Mi	2.Woche Mo Mi	3.Woche Mo Mi	4.Woche Mo Mi	5.Woche Mo Mi
Pat 1	vn vn	vn vn	vn vn	vn vn	vn vn
Pat 2	vn vn	vn vn	vn	vn vn	vn vn
Pat 3	vn vn	vn vn	vn vn	vn vn	vn vn
Pat 4	vn	vn vn	vn	vn vn	vn vn
Pat 5	vn vn	vn vn	vn vn	vn vn	vn vn
Pat 6	vn n	vn vn	vn vn	vn vn	vn vn
Pat 7	vn vn	vn vn	vn vn	vn vn	vn vn
Pat 8	vn vn	vn vn	vn vn	vn vn	vn vn
Pat 9			vn vn	vn vn	vn vn
Pat 10				vn	vn vn
Pat 11				vn	vn vn
Pat 12			vn		
Pat 13	vn vn	vn vn	vn vn	vn vn	
Pat 14	vn				
Pat 15	vn vn	vn vn			

Anmerkung: Datengewinnung v = vor MT-, n = nach MT-Sitzung

Tabelle IIa. Design: Veränderungen von Stimmungen (BSF) und Speichelparametern (SP)
Dreifaktorielle Varianzanalyse mit Meßwiederholung mit den Faktoren 1. Sitzung (Stufen: vor-MT/nach-MT) 2. Wochentag (Stufen: Montag/ Mittwoch = Mo Mi) 3. Woche (Stufen: 1.-5. Woche = Wo).

MZP	1. Wo Mo Mi	2. Wo Mo Mi	3.Wo Mo Mi	4.Wo Mo Mi	5.Wo Mo Mi
vor-MT	BSF = SP =	= = = =	= = = =	= = = =	= = = =
nach-MT	BSF = SP =	= = = =	= = = =	= = = =	= = = =

Tabelle IIb. Design: Veränderungen im Musikerleben (MTStb)
Dreifaktorielle Varianzanalyse mit Meßwiederholung mit den Faktoren: 1. Erleben (Stufen: NegErl; PosErl) 2. Wochentag (Stufen: Montag; Mittwoch = Mo/Mi) 3. Woche (Stufen: 1.-5. Woche = Wo)

MZP nach-MT	1. Wo Mo Mi	2. Wo Mo Mi	3.Wo Mo Mi	4.Wo Mo Mi	5.Wo Mo Mi
Negatives Erleben	= =	= =	= =	= =	= =
Positives Erleben	= =	= =	= =	= =	= =

Tabelle IIIa. **Design: Veränderungen von Stimmungen (BSF) und Speichelparametern (SP) getrennt für die Wochentage** Montag (=Mo) und Mittwoch (=Mi): Zweifaktorielle Varianzanalyse mit Meßwiederholung mit den Faktoren 1. Sitzung (Stufen: vor-MT/nach-MT) 2. Woche (Stufen: 1.-5. Woche = Wo).

MZP Montag	1. Wo	2. Wo	3.Wo	4.Wo	5.Wo
vor-MT	BSF =	= =	= =	= =	= =
	SP =	= =	= =	= =	= =
nach-MT	BSF =	= =	= =	= =	= =
	SP =	= =	= =	= =	= =
Mittwoch					
vor-MT	BSF =	= =	= =	= =	= =
	SP =	= =	= =	= =	= =
nach-MT	BSF =	= =	= =	= =	= =
	SP =	= =	= =	= =	= =

Tabelle IIIb. **Design: Veränderungen im Musikerleben (MStb) getrennt für die Wochentage** Montag (=Mo) und Mittwoch (=Mi): Zweifaktorielle Varianzanalyse mit Meßwiederholung mit den Faktoren 1. Erleben (Stufen: NegErl;PosErl) 2. Woche (Stufen: 1.-5. Woche = Wo)

MZP Montag	1. Wo nach-MT	2. Wo	3.Wo	4.Wo	5.Wo
Negatives Erleben	=	=	=	=	=
Positives Erleben	=	=	=	=	=
Mittwoch	**nach-MT**				
Negatives Erleben	=	=	=	=	=
Positives Erleben	=	=	=	=	=

Tabelle IV. Gruppen-Mittelwerte und -Standardabweichungen
der **BSF-Skalen** je Meßzeitpunkt, Wochentag und Gesamt.

a. **Ärger**

Meßzeit-		vor-MT		nach-MT	
punkte		Mean	Std Dev	Mean	Std Dev
1.Wo	Mo	2.63	1.03	2.47	.85
	Mi	2.13	1.03	2.47	1.43
2.Wo	Mo	2.67	.94	3.07	1.09
	Mi	2.43	.82	2.23	.85
3.Wo	Mo	2.07	1.06	1.67	.74
	Mi	2.33	1.22	2.27	.99
4.Wo	Mo	2.00	.57	2.47	.92
	Mi	3.00	1.00	3.10	.86
5.Wo	Mo	2.90	1.12	2.77	.98
	Mi	2.23	.77	2.10	.71
montags		2.45	.97	2.47	.85
mittwochs		2.43	.96	2.43	1.00
Gesamt		2.44	.96	2.46	.98

b. **Engagement**

Meßzeit-		vor-MT		nach-MT	
punkte		Mean	Std Dev	Mean	Std Dev
1.Wo	Mo	3.63	.93	3.53	.87
	Mi	3.47	.85	3.60	.76
2.Wo	Mo	3.50	.68	3.23	.94
	Mi	3.23	.88	3.30	1.00
3.Wo	Mo	3.23	.96	3.33	.94
	Mi	3.17	1.07	3.17	1.12
4.Wo	Mo	3.33	.97	3.37	.97
	Mi	3.10	.95	2.73	.86
5.Wo	Mo	3.27	.99	3.53	1.02
	Mi	3.33	1.09	3.53	1.06
montags		3.39	.86	3.40	.89
mittwochs		3.26	.91	3.21	.96
Gesamt		3.33	.88	3.31	.92

Fortsetzung Tabelle IV

c. Angst/Depressivität

Meßzeit-		vor-MT		nach-MT	
punkte		Mean	Std Dev	Mean	Std Dev
1.Wo	Mo	3.07	1.12	2.77	1.17
	Mi	2.77	1.47	2.80	1.59
2.Wo	Mo	2.70	1.60	2.80	1.60
	Mi	2.77	.81	2.47	.91
3.Wo	Mo	2.37	1.13	2.10	.98
	Mi	3.00	1.82	2.90	1.68
4.Wo	Mo	2.53	1.12	2.67	1.06
	Mi	3.00	1.50	3.77	.98
5.Wo	Mo	2.93	1.14	2.77	1.34
	Mi	2.40	1.21	2.20	1.32
montags		2.72	1.18	2.62	1.19
mittwochs		2.79	1.32	2.83	1.35
Gesamt		2.75	1.24	2.72	1.27

d. Teilnahmslosigkeit

Meßzeit-		vor-MT		nach-MT	
punkte		Mean	Std Dev	Mean	Std Dev
1.Wo	Mo	1.70	.67.	1.50	.64
	Mi	1.73	1.20	1.37	.57
2.Wo	Mo	1.70	1.10	2.10	.84
	Mi	1.53	.59	1.63	.51
3.Wo	Mo	1.40	.58	1.53	.84
	Mi	1.73	.89	1.83	.97
4.Wo	Mo	1.23	.27	1.23	.37
	Mi	1.73	.85	2.13	.69
5.Wo	Mo	1.60	.96	1.23	.37
	Mi	1.30	.39	1.17	.27
montags		1.53	.74	1.52	.68
mittwochs		1.61	.79	1.63	.69
Gesamt		1.57	.76	1.57	.68

Fortsetzung Tabelle IV

e. Müdigkeit

Meßzeit-	vor-MT		nach-MT	
punkte	Mean	Std Dev	Mean	Std Dev
1.Wo Mo	3.10	1.29	3.03	1.37
Mi	2.50	1.62	2.70	1.22
2.Wo Mo	3.10	1.06	3.23	1.16
Mi	2.57	1.02	2.73	1.18
3.Wo Mo	3.13	1.46	3.10	1.40
Mi	2.77	1.68	2.83	1.50
4.Wo Mo	2.73	.84	2.80	1.46
Mi	2.97	1.63	3.20	.85
5.Wo Mo	2.60	1.29	3.23	1.11
Mi	2.73	1.63	3.07	.85
montags	2.93	1.10	3.08	1.23
mittwochs	2.71	1.36	2.91	1.24
Gesamt	2.82	1.23	2.99	1.23

f. Gehobene Stimmung

Meßzeit-	vor-MT		nach-MT	
punkte	Mean	Std Dev	Mean	Std Dev
1.Wo Mo	1.90	1.01	1.80	1.10
Mi	1.97	.92	2.30	1.06
2.Wo Mo	1.57	.67	1.80	.90
Mi	2.17	.98	1.83	.98
3.Wo Mo	2.07	1.11	2.30	1.16
Mi	1.77	.78	2.00	1.04
4.Wo Mo	2.03	1.13	2.27	1.29
Mi	1.37	.43	1.27	.65
5.Wo Mo	1.87	1.03	2.10	1.21
Mi	1.93	1.28	2.20	1.26
montags	1.89	.95	2.05	1.08
mittwochs	1.84	.90	1.92	1.02
Gesamt	1.86	.92	1.99	1.04

Tabelle V. **Korrelationen der Subskalen des BSF und MTStb je Meßzeitpunktgruppe**

a. vor allen MT-Sitzungen

	GeSt	Ärg	Engag	An/De	Teiln
Ärg	-.2554				
Engag	.5630**	-.0607			
An/De	-.3195*	.6001**	-.1549		
Teiln	-.1368	.4644**	-.3612*	.5323**	
Müd	-.2610	.4437**	-.5796**	.5362**	.7104**

b. nach allen MT-Sitzungen

	GeSt	Ärg	Engag	An/De	Teiln	Müd
Ärg	-.3314*					
Engag	.5988**	-.2692				
An/De	-.3416*	.6675**	-.1858			
Teiln	-.0845	.5046**	-.4913**	.3833*		
Müd	-.1821	.5769**	-.5415**	.5672**	.6838**	
NegErl	-.6708**	.4314**	-.4929**	.4297**	.3554*	.4490**
PosErl	.4960**	-.4084**	.3917**	-.4534**	-.3383*	-.3661*

c. montags vor MT

	GeSt	Ärg	Engag	An/De	Teiln
Ärg	-.2227				
Engag	.5139*	.0087			
An/De	-.2893	.5963**	-.1119		
Teiln	-.0591	.3364	-.3523	.4699*	
Müd	-.3262	.2726	-.6479**	.5242*	.6395**

d. montags nach MT

	GeSt	Ärg	Engag	An/De	Teiln	Müd
Ärg	-.2786					
Engag	.4954*	-.2102				
An/De	-.2329	.7010**	-.0338			
Teiln	.0004	.4079	-.4628*	.2507		
Müd	-.1959	.5794**	-.6099**	.5881**	.6873**	
NegErl	-.7116**	.3827	-.4673*	.3699	.3318	.4707*
PosErl	.4079	-.2452	.3795	-.2160	-.2818	-.2878

Fortsetzung Tabelle V

e. mittwochs vor MT

	GeSt	Ärg	Engag	An/De	Teiln
Ärg	-.2913			.	
Engag	.6137**	-.1291			
An/De	-.3494	.6068**	-.1883		
Teiln	-.2122	.5882**	-.3643	.5838**	
Müd	-.2164	.5882**	-.5506**	.5546**	.7836**

f. mittwochs nach MT

	GeSt	Ärg	Engag	An/De	Teiln	Müd
Ärg	-.3926					
Engag	.6997**	-.3317				
An/De	-.4402*	.6492**	-.2982			
Teiln	-.1642	.6061**	-.5101*	.4921*		
Müd	-.1789	.5739**	-.5012*	.5680**	.6993**	
NegErl	-.6369**	.4774*	-.5135*	.4751*	.3748	.4378*
PosErl	.5761**	-.5385*	.3977	-.6043**	-.3790	-.4416*

Tabelle VI. **Stimmungsveränderungen über die MT-Sitzungen** –
Beziehungen zwischen den BSF-Subskalen Ärger und Engagement
sowie Angst/Depressivität und Teilnahmslosigkeit (n=60)

a. **Engagement**

Ärger	Abf	=	Anst	Summe
Abf	▓6	6	<u>10</u>	22
=	7	4	5	16
Anst	<u>6</u>	10	▓ 6	22
	<u>16</u>	19	20	21 ▓12

b. **Teilnahmslosigkeit**

An/De	Abf	=	Anst	Summe
Abf	▓9	11	<u>5</u>	25
=	2	10	5	17
Anst	<u>3</u>	7	▓8	18
	<u>8</u>	14	28	18 ▓17

Abf: Abfall, =: keine Veränderung, Anst: Anstieg,
die mit ▓ markierten Zahlen nennen die Anzahl gleichsinniger, die unterstrichenen Zahlen die Anzahl gegenläufiger
Veränderungen

Tabelle VII. **Stimmungsveränderungen über die MT-Sitzungen** –
Beziehungen zwischen jeweils zwei BSF-Subskalen für **Montag**
und **Mittwoch** getrennt (n=30)

a. **Engagement**

Ärger	Montag Abf	=	Anst	Summe	Mittwoch Abf	=	Anst	Summe	Ärger
Abf	▓2	3	<u>5</u>	10	▓4	3	<u>5</u>	12	
=	4	2	4	10	3	2	1	6	
Anst	<u>3</u>	4	▓3	10	<u>3</u>	6	▓3	12	
	<u>8</u>	9	9	12 ▓5	<u>8</u>	10	11	9 ▓9	

Fortsetzung Tabelle VII

b. Angst/Depression

Ärger

	Montag					Mittwoch			
	Abf	=	Anst	Summe		Abf	=	Anst	Summe
Abf	6	2	2	10		7	3	2	12
=	5	2	3	10		2	4		6
Anst	3	3	4	10		2	3	7	12
5	14	7	9	12	4	11	10	9	14

c. Teilnahmslosigkeit

Ärger

	Montag					Mittwoch			
	Abf	=	Anst	Summe		Abf	=	Anst	Summe
Abf	4	2	4	10		4	6	2	12
=	1	6	3	10			5	1	6
Anst	3	3	4	10		2	6	4	12
7	8	11	11	8	4	6	17	7	8

d. Angst/Depression

Engagement

	Montag					Mittwoch			
	Abf	=	Anst	Summe		Abf	=	Anst	Summe
Abf	3	1	5	9		1	5	4	10
=	3	4	2	9		6	2	3	11
Anst	8	2	2	12		4	3	2	9
13	14	7	9	5	8	11	10	9	3

e. Teilnahmslosigkeit

Engagement

	Montag					Mittwoch			
	Abf	=	Anst	Summe		Abf	=	Anst	Summe
Abf		3	6	9		2	4	4	10
=	1	4	4	9			9	2	11
Anst	7	4	1	12		4	4	1	9
13	8	11	11	1	8	6	17	7	3

Fortsetzung Tabelle VII

f. **Teilnahmslosigkeit**

	Montag				Mittwoch				
	Abf	=	Anst	Summe	Abf	=	Anst	Summe	
A									**A**
n Abf	▓6	5	<u>3</u>	14	▓3	6	<u>2</u>	11	**n**
/									**/**
D =	1	2	4	7	1	8	1	10	**D**
e									**e**
Anst	<u>1</u>	4	▓4	9	<u>2</u>	3	▓4	9	
	<u>4</u>	8	11	11	▓10 <u>4</u>	6	17	7	▓9

Abf: Abfall, =: keine Veränderung, Anst: Anstieg,
die mit ▓ markierten Zahlen nennen die Anzahl gleichsinniger, die unterstrichenen Zahlen die Anzahl gegenläufiger
Veränderungen

Tabelle VIII. **Beziehungen zwischen Stimmungsveränderungen**
(Korrelationen der Differenzen vor-MT zu nach-MT) für montags und mittwochs

a. für alle **Montag-Sitzungen**

	GeSt	Ärg	Engag	An/De	Teil
Ärg	-.1345				
Engag	.5737**	-.2094			
An/De	-.1256	.2379	-.2000		
Teil	-.3774	.2267	-.6516**	.0619	
Müd	-.2652	.1218	.0065	.2728	.0426

b. für alle **Mittwoch-Sitzungen**

	GeSt	Ärg	Engag	An/De	Teil
Ärg	-.3539				
Engag	.4164	.0051			
An/De	-.4119	.4784*	-.4620*		
Teil	-.5737**	.1476	-.4707*	.4802*	
Müd	-.3255	.2882	-.2073	.3521	.3867

Tabelle IX. **Verhältnis von Eingangsstimmung zu Stimmungen und Musiktherapieerleben nach-MT** (Korrelationen der Stimmungsskalen vor-MT mit den Stimmungsskalen und Musiktherapieerleben-Skalen nach-MT) für montags und mittwochs

a. montags

vor ↓	nach MT → GeSt	Ärg	Engag	An/De	Teiln	Müd
GeSt	.8543**	-.4003	.4777*	-.2817	-.1020	-.2691
Ärg	-.0700	.7324**	.1106	.6218**	.2123	.3755
Engag	.3979	-.2537	.9061**	-.0710	- 4480*	-.6601**
An/De	-.2108	.6010**	-.0355	.9049**	.2708	.6159**
Teiln	.1733	.3939	-.1651	.4294*	.7153**	.5780**
Müd	-.1525	.4465*	-.5963**	.4190	.7396**	.8227**

vor ↓	nach MT → NegErl	PorErl
GeSt	-.6560**	.2248
Ärg	.0369	-.0140
Engag	-.3567	.2801
An/De	.2987	-.0415
Teiln	.0772	-.0736
Müd	.3537	-.1534

b. mittwochs

vor ↓	nach MT → GeSt	Ärg	Engag	An/De	Teiln	Müd
GeSt	.7767**	-.5147*	.6012**	-.4855*	-.2154	-.3414
Ärg	.0023	.6409**	-.1066	.5104*	.5752**	.5377*
Engag	.6016**	-.3667	.9084**	-.2704	.4499*	-.5685**
An/De	-.1653	.5115*	-.1068	.8314**	.4480*	.5948**
Teiln	.0694	.5337*	-.2919	.4419*	.7757**	.6677**
Müd	.0404	.4806*	-.4376*	.4139	.6756**	.8248**

vor ↓	nach MT → NegErl	PorErl
GeSt	-.5327*	.5920**
Ärg	.0696	-.4341*
Engag	-.4404*	.3132
An/De	.3097	-.4596*
Teiln	.3592	-.2589
Müd	.2419	-.3117

Tabelle X. Korrelationen der physiologischen Parameter
- Konzentrationswerte und Sekretionswerte für sIgA und
sCortisol im Vergleich-
für montags vor-MT und nach-MT, mittwochs vor-MT und
nach-MT

a. vor allen **Montag**-Sitzungen

	sIgA-Konz	sCort-Konz	sIgA-Sekr	sCort-Sekr
sCort-Konz	-.0227			
sIgA-Sekr	.6764**	-.0896		
sCort-Sekr	-.0082	.7932**	.2805	
sMenge	.1140	-.0650	.7685**	.4282*

b. nach allen **Montag**-Sitzungen

	sIgA-Konz	sCort-Konz	sIgA-Sekr	sCort-Sekr
sCort-Konz	.0895			
sIgA-Sekr	.7303**	-.1333		
sCort-Sekr	.2627	.9331**	.1244	
sMenge	.2078	-.3508	.7928**	-.1234

c. vor allen **Mittwoch**-Sitzungen

	sIgA-Konz	sCort-Konz	sIgA-Sekr	sCort-Sekr
sCort-Konz	-.0165			
sIgA-Sekr	.6600**	-.1992		
sCort-Sekr	-.0093	.9563**	-.0107	
sMenge	.2538	-.2187	.8578**	.0240

d. nach allen **Mittwoch**-Sitzungen

	sIgA-Konz	sCort-Konz	sIgA-Sekr	sCort-Sekr
sCort-Konz	.3262			
sIgA-Sekr	.6345**	.1031		
sCort-Sekr	.3414	.8439**	.4970*	
sMenge	.1306	-.1195	.7840**	.3554

**Tabelle XI. Veränderungen in den Speichelparametern
über die MT-Sitzungen** - für die Konzentrationswerte -
für Montag und Mittwoch getrennt (n=30)

a. Konzentration

		Montag sCort-Konz				Mittwoch				
s		Abf	=	Anst	Summe	Abf	=	Anst	Summe	s
I										I
g	Abf	▓7		3	10	▓8	1	2	11	g
a										a
-	=									-
K										K
o	Anst	12	3	▓5	20	10	1	▓8	19	o
n										n
z		15	19	3	8	▓12	12	18	2	10	▓16	z

a. Konzentration

Fortsetzung Tabelle XI

sIgA-Konz — Menge

	Montag Abf	=	Anst	Summe	Mittwoch Abf	=	Anst	Summe
Abf	▨7	1	2	10	▨8	1	2	11
=								
Anst	8	3	▨9	20	10		▨9	19
10 / 12	15	4	11	▨16	18	5	11	▨17

Cort-Konz — Menge

	Montag Abf	=	Anst	Summe	Mittwoch Abf	=	Anst	Summe
Abf	▨12	3	4	19	▨15		3	18
=		1	2	3	1	1		2
Anst	2	1	▨5	8	2		▨8	10
6 / 5	15	4	11	▨17	18	1	11	▨23

b. Sekretion

sIga-Sekr — Cort-Sekr

	Montag Abf	=	Anst	Summe	Mittwoch Abf	=	Anst	Summe
Abf	▨5		2	7	▨5	1	4	10
=								
Anst	14	3	▨6	23	11	1	▨8	20
16 / 15	19	3	8	▨11	16	2	12	▨13

sIgA-Sekr — Menge

	Montag Abf	=	Anst	Summe	Mittwoch Abf	=	Anst	Summe
Abf	▨3	1	3	7	▨4	1	5	10
=								
Anst	12	3	▨8	23	14		▨6	20
15 / 19	15	4	11	▨11	18	1	11	▨10

Cort-Sekr — Menge

	Montag Abf	=	Anst	Summe	Mittwoch Abf	=	Anst	Summe
Abf	▨10	3	6	19	▨13		3	16
=		1	2	3	1	1		2
Anst	4	1	▨3	8	4		▨8	12
10 / 7	15	4	11	▨13	18	1	11	▨21

Abf: Abfall, =: keine Veränderung, Anst: Anstieg, die mit ▨ markierten Zahlen nennen die Anzahl gleichsinniger, die unterstrichenen Zahlen die Anzahl gegenläufiger Veränderungen

Tabelle XII. **Beziehungen zwischen den Speichelparametern** (Korrelationen der Differenzen vor-MT zu nach-MT) für Montag und Mittwoch

a. für alle Montag-Sitzungen

	sIgA-Konz	sCort-Konz	sMenge	sIgA-Sekr
sCort-Konz	.0128			
sMenge	-.5052*	.0314		
sIgA-Sekr	.0660	.0273	.5969**	
sCort-Sekr	-.2338	.6506**	.5761**	.3591

b. für alle Mittwoch-Sitzungen

	sIgA-Konz	sCort-Konz	sMenge	sIgA-Sekr
sCort-Konz	-.1296			
sMenge	-.2728	-.1042		
sIgA-Sekr	.3755	-.1626	.6439**	
sCort-Sekr	-.1434	.9508**	.1096	-.0180

Tabelle XIII. **Kurzzeitstabilität der Speichelparameter sIgA und sCort** für die Konzentrations- und Sekretionsmaße

a. **Konzentration:** Kurzzeitstabilität (Korrelationen <u>montags und mittwochs `vor-MT`</u> 1.-5. Woche):

	1.Wo	2.Wo	3.Wo	4.Wo	5.Wo
sIgA-Konz	.12	.42	.86	.20	.99**
sCort-Konz	.60	.29	.44	.99**	.04

Kurzzeitstabilität (Korrelationen <u>montags und mittwochs `nach-MT`</u> 1.-5. Woche):

	1.Wo	2.Wo	3.Wo	4.Wo	5.Wo
sIgA-Konz	.13	.84	.89*	.83	.90*
sCort-Konz	.25	.15	.76	.74	.11

Kurzzeitstabilität (Korrelationen <u>montags `vor-` und `nach-MT`</u> 1.-5. Woche):

	1.Wo	2.Wo	3.Wo	4.Wo	5.Wo
sIgA-Konz	.94*	.82	.97*	.94*	.96*
sCort-Konz	.94*	.93*	.36	.99**	.65

Fortsetzung Tabelle XIII

Kurzzeitstabilität (Korrelationen mittwochs
`vor-` und `nach-MT` 1.-5. Woche):

	1.Wo	2.Wo	3.Wo	4.Wo	5.Wo
sIgA-Konz	.95*	.45	.76	.81	.96*
sCort-Konz	.23	.41	.76	.73	.96*

b. Sekretion:

Kurzzeitstabilität (Korrelationen montags und
mittwochs `vor-MT` 1.-5. Woche):

	1.Wo	2.Wo	3.Wo	4.Wo	5.Wo
sIgA-Sekr	.85	.82	.99**	.68	.96*
sCort-Sekr	.03	.29	.99**	.00	.43

Kurzzeitstabilität (Korrelationen montags und
mittwochs `nach-MT` 1.-5. Woche):

	1.Wo	2.Wo	3.Wo	4.Wo	5.Wo
sIgA-Sekr	.79	.37	.87	.95*	.95*
sCort-Sekr	.42	.55	.93*	.58	.15

Kurzzeitstabilität (Korrelationen montags
`vor-` und `nach-MT` 1.-5. Woche):

	1.Wo	2.Wo	3.Wo	4.Wo	5.Wo
sIgA-Sekr	.88	.86	.87	.91*	.97*
sCort-Sekr	.55	.99**	-.01	.94*	.55

Kurzzeitstabilität (Korrelationen mittwochs
`vor-` und `nach-MT` 1.-5. Woche):

	1.Wo	2.Wo	3.Wo	4.Wo	5.Wo
sIgA-Sekr	.88	.58	.94*	.98**	.97**
sCort-Sekr	-.05	.39	.71*	.31	.91*

Tabelle XIV. Beziehungen zwischen den physiologischen und
psychologischen Parametern je Meßzeitpunktgruppe

a. montags vor-MT

	sIgA-Konz	sCort-Konz	sIgA-Sekr	sIgA-Sekr	sMenge
GeSt	.3545	-.1798	.1949	-.2397	-.1151
Ärg	.3648	.1620	.1592	.1179	.0087
Engag	.3997	.3598	.3414	.3085	.0694
An/De	.0011	.4742*	-.3432	.2858	-.2774
Teiln	.2749	-.0475	-.1431	-.1599	-.2908
Müd	-.1115	-.1273	-.3018	-.1449	-.1401

b. montags nach-MT

	sIgA-Konz	sCort-Konz	sIgA-Sekr	sIgA-Sekr	sMenge
GeSt	.5030*	-.2384	.4277*	-.1691	.1747
Ärg	-.2404	.1232	-.1945	.0775	-.0899
Engag	.5545**	.2888	.4265*	.4129	.1421
An/De	.2707	.3540	-.4545*	.2411	-.4250*
Teiln	.2691	-.2472	-.1235	-.2411	.0432
Müd	-.4209	-.1240	-.4298*	-.2116	-.2778
NegErl	-.5510**	.3564	-.4071	.3038	.1431
PosErl	.3715	-.1865	.4288*	-.0106	-.3448

c. mittwochs vor-MT

	sIgA-Konz	sCort-Konz	sIgA-Sekr	sIgA-Sekr	sMenge
GeSt	-.0241	.4174	.0508	.3669	.0343
Ärg	.3651	.1393	.1459	.1512	-.0038
Engag	.1589	.4424*	.0282	.4376*	.0064
An/De	.0035	.1253	-.4044	.0249	-.4823*
Teiln	.0535	.0376	-.2392	-.1041	-.3117
Müd	.1138	.0989	-.1792	-.0200	-.3200

d. mittwochs nach-MT

	sIgA-Konz	sCort-Konz	sIgA-Sekr	sIgA-Sekr	sMenge
GeSt	.4613*	.4623*	.1881	.3821	.0851
Ärg	.0680	.2440	-.0397	.0923	-.1979
Engag	.4297*	.4601*	.1468	.3893	-.0207
An/De	-.1179	-.1369	-.3040	-.3305	-.3533
Teiln	.1383	.1110	-.0035	.0011	-.1242
Müd	.0692	.0417	-.1276	-.1354	-.2843
NegErl	-.3528	-.1885	-.4460*	-.3279	-.4350*
PosErl	.0919	.1160	.0896	.1327	.1551

Tabelle XV. Beziehungen zwischen Veränderungen der Speichel- parameter (Konzentrationswerte) und Stimmungsdimensionen über die MT-Sitzungen, Montag und Mittwoch getrennt (n=30)

	Montag				Mittwoch			
sIgA-Konz	Abf	=	Anst	Summe	Abf	=	Anst	Summe
Ärger Abf	1		9	10	3		9	12
Ärger =	3		7	10	3		3	6
Ärger Anst	3		7	10	4		8	12
Summe (12)	7		23	8　13	10		20	11

	Montag				Mittwoch			
sCort-Konz	Abf	=	Anst	Summe	Abf	=	Anst	Summe
Ärger Abf	6		4	10	7		5	12
Ärger =	7	2	1	10	1	1	4	6
Ärger Anst	6	1	3	10	8	1	3	12
Summe (10)	19	3	8	9　13	16	2	12	10

	Montag				Mittwoch			
sMenge	Abf	=	Anst	Summe	Abf	=	Anst	Summe
Ärger Abf	7	1	2	10	8		4	12
Ärger =	3	2	5	10	3		3	6
Ärger Anst	5	1	4	10	7	1	4	12
Summe (7)	8	11	11	11　11	18	1	11	12

	Montag				Mittwoch			
sIgA-Konz	Abf	=	Anst	Summe	Abf	=	Anst	Summe
Engagag Abf	2		7	9	2		8	10
Engagag =	3		6	9	3		8	11
Engagag Anst	2		10	12	5		4	9
Summe (9)	7		23	12　13	10		20	6

	Montag				Mittwoch			
sCort-Konz	Abf	=	Anst	Summe	Abf	=	Anst	Summe
Engagag Abf	5	2	2	9	4	1	5	10
Engagag =	6		3	9	8	1	2	11
Engagag Anst	8	1	3	12	4		5	9
Summe (10)	19	3	8	8　9	16	2	12	9

Forsetzung Tabelle XV

Engag

Menge

	Montag Abf	=	Anst	Summe		Mittwoch Abf	=	Anst	Summe
Abf	6		3	9		6	1	3	10
=	6	1	2	9		6		5	11
Anst	3	3	6	12		6		3	9
6	15	4	11	12	9	6	17	7	9

An/De

sIgA-Konz

	Montag Abf	=	Anst	Summe		Mittwoch Abf	=	Anst	Summe
Abf	3		11	14		3		8	11
=			7	7		4		6	10
Anst	4		5	9		3		6	9
15	7		23	8	11	10		20	9

sCort-Konz

	Montag Abf	=	Anst	Summe		Mittwoch Abf	=	Anst	Summe
Abf	11	1	2	14		6	1	4	11
=	5		2	7		5		5	10
Anst	3	2	4	9		5	1	3	9
5	19	3	8	15	9	16	2	12	9

sMenge

	Montag Abf	=	Anst	Summe		Mittwoch Abf	=	Anst	Summe
Abf	8	2	4	14		6		5	11
=	3	1	3	7		6		4	10
Anst	4	1	4	9		6	1	2	9
8	15	4	11	12	11	6	17	7	8

Teiln

Montag   Mittwoch

sIgA-Konz

	Montag Abf	=	Anst	Summe		Mittwoch Abf	=	Anst	Summe
Abf	2		6	8		2		4	6
=	2		9	11		5		12	17
Anst	3		8	11		3		4	7
9	10		20	10	7	10		20	6

Forsetzung Tabelle XV

sCort-Konz

Teiln	Montag				Mittwoch			
	Abf	=	Anst	Summe	Abf	=	Anst	Summe
Abf	▓6		_2_	8	▓3		_3_	6
=	6	2	3	11	9	1	7	17
Anst	_7_	1	▓3	11	_4_	1	▓2	7
_9_	19	3	8	▓9 _7_	16	2	12	▓5

sMenge

Teiln	Montag				Mittwoch			
	Abf	=	Anst	Summe	Abf	=	Anst	Summe
Abf	▓2	2	_4_	8	▓5		_1_	6
=	7	2	2	11	9	1	7	17
Anst	_6_		▓5	11	_4_	1	▓3	7
_12_	15	4	11	▓7 _5_	18	1	11	▓8

Abf: Abfall, =: keine Veränderung, Anst: Anstieg, die mit ▓ markierten Zahlen nennen die Anzahl gleichsinniger, die unterstrichenen Zahlen die Anzahl gegenläufiger Veränderungen

Tabelle XVI. **Veränderungen in den Speichelparametern und Stimmungen über alle MT-Sitzungen** - Beziehungen zwischen den Konzentrationen mit Engagement und Teilnahmslosigkeit ($n=60$)

Engag	sIgA-Konz				sCort-Konz				sMenge			
	Abf	=	Anst	Σ	Abf	=	Anst	Σ	Abf	=	Anst	Σ
nAbf	▓4		_15_	19	▓9	3	_7_	19	▓12	1	_6_	19
=	6		14	20	14	1	5	20	12	1	7	20
Anst	_7_		▓14	21	_12_	1	▓8	21	_9_	3	▓9	21
_22_	17		43	▓18 _19_	35	5	20	▓17 _15_	33	5	22	▓21

Teiln	sIgA-Konz				sCort-Konz				sMenge			
	Abf	=	Anst	Σ	Abf	=	Anst	Σ	Abf	=	Anst	Σ
Abf	▓4		_10_	14	▓9		_5_	14	▓7	2	_5_	14
=	7		21	28	15	3	10	28	17	2	9	28
Anst	_6_		▓12	18	_11_	2	▓5	18	_11_	2	▓5	18
_26_	17		43	▓17 _14_	35	5	20	▓14 _16_	37	5	18	▓12

Abf: Abfall, =: keine Veränderung, Anst: Anstieg, die mit ▓ markierten Zahlen nennen die Anzahl gleichsinniger, die unterstrichenen Zahlen die Anzahl gegenläufiger Veränderungen

Tabelle XVII. **Beziehungen zwischen den absoluten**
Veränderungen von Speichelparametern und Stimmungen
(Korrelationen der Differenzen vor-MT/nach-MT) für alle
Sitzungen sowie für Montag und Mittwoch getrennt

a. für alle MT-Sitzungen

	GeSt	Ärg	Engag	An/De	Teil	Müd
IgA-Konz	-.0899	-.2741	-.0345	-.1273	-.0868	.0112
Cort-Konz	.1053	-.0250	-.0539	.0777	.0987	-.0880
Menge	.1444	.0535	.0372	-.0731	.0018	-.0037
IgA-Sekr	.2165	-.0815	.0425	-.1272	.0638	-.0943
Cort-Sekr	.1864	.0009	-.0430	.0286	.1083	-.0749

b. für die Montag-MT-Sitzungen

	GeSt	Ärg	Engag	An/De	Teil	Müd
IgA-Konz	-.3415	-.4023	-.1265	-.2251	-.1175	-.0603
Cort-Konz	.1864	.0228	-.0443	.1653	.0683	-.0965
Menge	.3413	.1572	.1144	-.0602	-.0016	.0630
IgA-Sekr	.3791	-.1130	.2207	-.4362*	-.0783	-.3095
Cort-Sekr	.3155	.0920	-.0354	.0872	.1193	-.0765

c. für die Mittwoch-MT-Sitzungen

	GeSt	Ärg	Engag	An/De	Teil	Müd
IgA-Konz	.1607	-.1529	.0637	-.0570	-.0472	.0891
Cort-Konz	.0114	-.0898	-.0682	-.0026	.1517	-.0858
Menge	-.0370	-.0376	-.0486	-.0669	.0107	-.0569
IgA-Sekr	.0483	-.0645	-.1654	.1211	.2415	.1249
Cort-Sekr	.0442	-.1543	-.0335	-.0895	.0914	-.1116

Musik und Heilpädagogik
Festschrift für Helmut Moog zum 65. Geburtstag
Herausgegeben von Annette Langen und Walter Piel

Frankfurt/M., Berlin, Bern, New York, Paris, Wien, 1993. 375 S.,
4 Abb.
ISBN 3-631-45816-9   br. DM 89.--

Das vorliegende Buch bietet mit 23 Beiträgen namhafter Autoren
einen Überblick über das Lehr- und Forschungsgebiet 'Musikunter-
richt und -therapie bei behinderten Kindern'. Mit den zum Teil sehr
unterschiedlichen Studien wird versucht, die gesamte Breite dieses
Sachgebietes vorzustellen. Gleichzeitig soll anläßlich seines 65. Ge-
burtstages Helmut Moog geehrt werden, der zu den Initiatoren des genannten Arbeitsgebietes zählt.

Aus dem Inhalt: Grundlagen des Faches – Historische Entwicklung –
Musik und Medizin – Entwicklung des Musikerlebens – Didaktische
Probleme der musikalischen Erziehung – Organisation der Behin-
dertenarbeit mit Musik – Neue Forschungsergebnisse der Musikpsychologie und der Musiktherapie

Verlag Peter Lang Frankfurt a.M. · Berlin · Bern · New York · Paris · Wien
Auslieferung: Verlag Peter Lang AG, Jupiterstr. 15, CH-3000 Bern 15
Telefon (004131) 9411122, Telefax (004131) 9411131
– Preisänderungen vorbehalten –